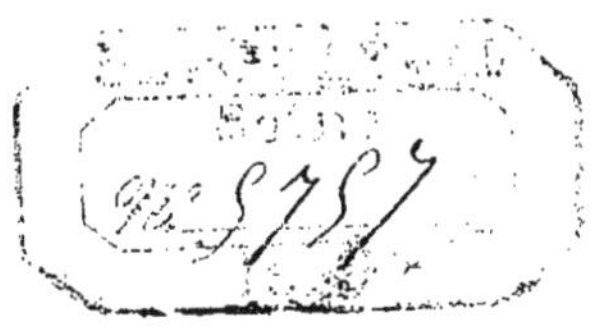

DU LEVIER

DANS LES ACCOUCHEMENTS

DE LA

VERSION CÉPHALIQUE

FAITE A L'AIDE DU LEVIER

PAR

LE DOCTEUR MARCHANT

Médecin de l'École impériale vétérinaire d'Alfort;
membre correspondant de la Société des sciences naturelles de Seine-et-Oise;
membre correspondant de la Société de médecine de Gand.

PARIS

P. ASSELIN, SUCCESSEUR DE BÉCHET JEUNE ET LABÉ

Libraire de la Faculté de médecine

PLACE DE L'ÉCOLE-DE-MÉDECINE

1870

A M. J. BÉCLARD,

Grâce à votre bienveillant appui, j'ai pu publier les notions que j'avais acquises sur le levier des accoucheurs. Permettez-moi de vous exprimer ici mes sentiments de gratitude et de profonde reconnaissance.

A LA MÉMOIRE

DE

J. BODDAERT, PÈRE,

Docteur en médecine, en chirurgie et en l'art des accouchements,
à Gand;
Chirurgien principal de l'Hôpital civil,
Lecteur à l'École provinciale de Maternité.

LE

LEVIER DES ACCOUCHEURS

HISTOIRE, USAGE, ETC.

AVANT-PROPOS

Le but de notre mémoire est de diminuer autant que possible le nombre des enfants sacrifiés par la *céphalotomie* et d'épargner les souffrances et les lésions graves que l'usage abusif et inintelligent du forceps leur cause le plus souvent. De l'aveu de tous ceux qui ont étudié cette question avec indépendance, le levier et le forceps ont leurs indications précises. Ils sont le complément l'un de l'autre, et l'accoucheur qui possède bien le maniement de chacun d'eux, est le seul qui puisse avec honneur et probité terminer un accouchement.

CHAPITRE PREMIER

NOTIONS PRÉLIMINAIRES

Lorsque le forceps a été impuissant pour faire passer la tête d'un fœtus à travers un bassin rétreci et vicié; dans l'état actuel de nos connaissances en tocologie, il n'est pas permis de sacrifier l'enfant au bénéfice de la mère, sans avoir essayé au moins l'emploi du levier, qui réussit très-souvent lorsque le forceps échoue ; alors même que le diamètre sacro-pubien ne mesure que huit centimètres.

C'est une vérité que l'expérience clinique des accoucheurs de Gand rend tous les jours évidente, elle est admise par les hommes les plus distingués de la

Belgique, en outre l'efficacité du levier a été démontrée par M. le professeur Fabbri de Bologne, dans des expériences qu'il fit en 1863, devant M. Tarnier ; ce dernier en rapporte lui-même les circonstances, dans son édition de Cazeaux. Elles furent si concluantes, que nier aujourd'hui l'importance du levier, c'est nier la lumière du jour.

M. Fabbri est parvenu à produire artificiellement, sur le cadavre, toutes les difficultés qui se rencontrent dans la pratique des accouchements, et à expérimenter ainsi les divers moyens mis en usage. Monteggia, qui était grand chirurgien et de plus accoucheur distingué, l'avait précédé dans cette voie.

Pour éviter la mutilation de l'enfant, on a proposé la version ; on conçoit aisément que cette opération faite dans une maternité dirigée par Mme Lachapelle, et exécutée en temps et lieu, puisse réussir quelquefois, mais un accoucheur appelé plusieurs heures après la rupture de la poche des eaux et lorsque la malheureuse femme a été gorgée, qu'on me passe l'expression, de seigle ergoté, par une sage-femme à la fois hardie autant qu'ignorante, comme nous avons l'honneur d'en connaître, dans ce cas, disons-nous, un accoucheur prudent ne tentera même pas la version, en raison des dangers qui l'accompagnent et des ruptures de l'utérus qu'elle entraîne souvent après elle. La version est donc une ressource fort précaire qui cause la mort de l'enfant pour peu qu'il y ait la moindre entrave dans son exécution, et il arrive quelquefois, qu'après la sortie du tronc, il faut employer la céphalotomie, pour déterminer l'issue de la tête ; dans une version, soit qu'elle soit requise par une présentation qui en fournit l'indication, soit qu'elle soit faite dans l'espérance de faciliter le passage de la tête, comme le croyaient nos pères et tout récemment l'école de Simpson ; la difficulté est toujours la même, seulement dans les présentations de la tête, elle s'offre tout d'abord et l'art possède les moyens efficaces pour y remédier, mais après la sortie du tronc, il n'en est plus de même et il est quelquefois fort difficile de terminer un accouchement même par la céphalotripsie ; nous avons pu en juger par nous-même, car nous avons pratiqué deux fois cette opération chez la même femme, après avoir fait la version, pour une présentation de l'épaule; ainsi la version est une triste ressource ! il est rare qu'elle réussisse.

Les médecins français, MM. Chassagny et Joulin, ont crû trouver dans l'emploi de la force mécanique, un moyen efficace de sauver un certain nombre d'enfants : Nous avons partagé nous-même leur illusion, malgré son peu de succès sous ce rapport ; la traction mécanique est une précieuse conquête : en effet, elle épargne à la femme beaucoup de souffrances et nous maintenons plus que jamais sa supériorité sur la traction manuelle.

En vue du peu de ressources que nous offrent les moyens ci-dessus mentionnés, le levier doit au moins être essayé ; nous l'avons appliqué plusieurs fois, et toujours il a opéré les changements que nous lui demandions.

Pour bien apprécier les raisons qui ont fait que le levier n'a pas été jugé dans beaucoup de pays, surtout en France et en Belgique même, comme il le méritait, il faut connaître l'histoire de sa découverte et l'effet qu'elle produisit dans le monde médical.

CHAPITRE II.

APERÇU SUR L'HISTOIRE DE L'INTRODUCTION EN FRANCE DU LEVIER.

Le secret de Roonhuysen fut révélé par Jacques de Vischer et Hugo van de Pôll, qui le divulguèrent dans un mémoire écrit en langue hollandaise ; ce mémoire fut traduit en Français et c'est son analyse raisonnée qui fut placée à la fin du quatrième volume du traité historique et pratique des accouchements de Smellie, traduit de l'Anglais par Préville, il porte la date 1754.

Levret avait présenté à l'Académie royale de chirurgie, son forceps courbe dans la séance du 2 janvier 1747 (1). Il devina dans le levier un concurrent redoutable pour son instrument. Cela ressort évidemment de la lecture du chapitre qui exprime son sentiment sur cet instrument, et sur la manière de s'en servir; il reproduisit presque en entier l'analyse précitée, et chaque phrase était accompagnée de réflexions plus puériles les unes que les autres (2). Ainsi il revient plusieurs fois sur une petite corde entortillée autour d'un des bouts de l'instrument (3). Il est surtout blessé de voir qu'on ait « osé comparer son ins-
« trument avec le levier de Roonhuysen, avec le dessein
« de déprécier celui-ci au profit de celui-là (4). Il
« supposa que : L'extrémité du levier ne pourrait que
« très-aisément s'enfoncer par la nuque, entre la ver-
« tèbre nommée *Atelas* (sic) et celle qui porte l'apo-
« phise odontoïde (l'*Axis*), et faire périr promptement
« l'enfant par la compression de la médule cervi-
« cale (5). »

« Le levier de Roonhuysen n'est admissible que lorsque le doigt, ne pouvant pas passer entre la tête et l'épine de l'ischion pour empêcher « que cette der-

(1) Levret, suite des *Observations sur la cause de plusieurs accouchements laborieux*, 4e édition, Préface.

(2) Levret, op. cit., p. 243.

(3) Id,, op. cit., p. 246, 249, 255; note *d*, p. 258; notes *b* et *d*, p. 259; note *a*, p. 306; 3e de la conclusion générale.

(4) Levret, op. cit., p. 262.

(5) Id., p. 289.

« nière ne s'engage dans la suture sagittale, » ce qui est impossible, puisque le petit ligament sacro-sciatique y mettrait un obstacle invincible.

Le levier alors peut seul pénétrer, il en a fait l'expérience; de plus, il employait à cet usage une branche de son forceps, avant même qu'il eût connaissance du levier (1).

Enfin, toutes les fois qu'il s'oublie, jusqu'à dire du bien du levier, il ajoute immédiatement qu'une branche de forceps peut et doit le remplacer.

Levret s'opposa à l'introduction du levier, cela n'est pas douteux; avec l'autorité de sa parole il empêcha les accoucheurs de l'expérimenter et d'en faire usage.

Il faut maintenant écouter le témoignage d'un contemporain, d'une haute valeur comme homme, comme savant et qui avait participé à la divulgation du secret de Roonhuysen, tout en faisant la part des connaissances que l'on avait à cette époque, sur la marche d'un accouchement naturel. *C'était Camper.*

Camper, connu de tous les anatomistes, était, de plus, un accoucheur distingué, il ne dédaigna pas d'étudier la tocologie, sous des hommes qui n'appartenaient point à l'Université et qui, avec beaucoup de mérite, n'en étaient pas moins placés dans les rangs inférieurs de la hiérarchie médicale. A cette époque l'Université ne faisait pas de cours d'accouchement, et la séparation entre les médecins et les chirurgiens était nettement tranchée. Il prit donc des leçons de Trioën, lecteur, c'est-à-dire professeur au collége des chirurgiens *ad res obstetricias, à Leyde.* Plus tard, il alla à Londres, pour se perfectionner aux leçons de Smellie, et ce fut lui qui apporta le forceps de cet auteur à Paris en 1749. Il était donc compétent dans

(1) Op. cit., p. 300 et 301.

la question qu'il traita devant l'Académie royale de chirurgie; voici ce qu'il dit des hommes qu'il cite dans son mémoire (1). De Vischer et Van de Pôll, médecins qui n'exerçaient pas la pratique des accouchements, achètent au prix de 5000 fr. de notre monnaie le secret de Roonhuysen, et immédiatement le livrent gratuitement à la publicité. C'est cependant sur ce point que Baudelocque les blâme de n'avoir pas tenu les conditions du marché en le divulguant.

De Bruyn sauve 800 enfants dans l'espace de quarante-deux ans; cette appréciation ne doit pas être prise au pied de la lettre, elle doit être traduite ainsi : De Bruyn appliqua le levier huit cents fois en 42 ans, ce qui fait dix-neuf fois année commune ; il maniait cet instrument avec beaucoup d'habileté; il a dû faire avec le levier ce que nous faisons aujourd'hui avec notre forceps, c'est-à-dire, qu'il terminait rapidement avec le levier, d'une application si facile à dissimuler, des accouchements qui, sans cela, eussent été plus longs et pour lesquels l'intervention de l'art n'était pas indispensable.

Quel est l'accoucheur qui n'ait pas quelque peccadille de ce genre à se reprocher; pour qui connaît la puissance du levier, cela n'a rien d'extraordinaire.

Rigaudeau, maître en chirurgie à Douai, et aide-major des hôpitaux du roi, partageait une opinion semblable à celle qui vient d'être émise (1755) je soupçonnerais, s'il m'était permis, dit-il, qu'ils (*les possesseurs du secret de Roonhuysen*) en faisaient usage dans un grand nombre d'accouchements très-naturels,

(1) Camper, *Remarques sur les accouchements laborieux par l'enclavement de la tête et sur l'usage du levier de Boonhuisen dans ce cas.* (*Mémoires de l'Académie royale de chirurgie*, t. V, édit. in-4°, Paris, 1774. — T. III, p. 451 de l'édition de l'*Encyclopédie des sciences médicales.*)

afin, comme on dit, *d'abréger besogne*, selon l'expression de nos aïeux (1).

Titzing et Bergman, qui avaient fait la statistique des accouchements difficiles, observés à Amsterdam de 1741 à 1765, insérée dans le mémoire de Camper, étaient d'après lui, *des gens très-experts dans l'art et de grande probité.*

Le mémoire de Camper ne relate aucun fait qui ne soit constaté par son expérience ou celle d'hommes honnêtes et autorisés. Il avoue avoir eu un préjugé contre la spatule (*levier de Roonhuysen*) parce qu'elle lui a paru plus dangereuse que le forceps (*Camper, mém. cit.*) « Je préfèrerais pour cela, dans les têtes « enclavées en général, le forceps droit de Smellie, « puisqu'on peut se servir d'une seule branche comme « la spatule. » C'était tout bonnement le levier français, qui est une branche de forceps droit qu'il employait. Somme toute, ce mémoire n'a pas vieilli, les observations bien faites sont de tous les temps.

J. L. Baudelocque, après son maître Levret, s'occupa aussi du levier, mais l'aigreur de sa polémique avec Herbiniaux le rendit injuste à la fois, à l'égard de cet instrument et de son condisciple de Bruxelles, qui comme lui avait été élève de Levret. Il n'ose pas, toutefois, le bannir entièrement de la pratique des accouchements, mais il en restreignit, autant qu'il le put, l'usage. Murat, auteur de l'article levier, dans le grand dictionnaire des sciences médicales, dit : « Les « cas où le levier est nécessaire sont tellement rares, « que Baudelocque assure n'en avoir pas rencontré un « seul où il soit indispensable. » En parcourant le tableau des accouchements qui se sont faits à l'hospice de la Maternité de Paris, on ne voit pas que l'on ait eu jamais recours à cet instrument (2).

(1) Op. cit. Suppl. à différ. sujets traités, etc., etc.
(2) *Dictionnaire des sciences* en 60 vol., t. XXIX, p. 64.

Il ne faudrait pas croire que Baudelocque, comme son maître Levret, rejetât absolument l'usage du levier; loin de là, « ce n'est pas (*dit-il*), contre l'utilité du levier, mais contre l'abus que l'on en a fait, « que nous nous sommes élevé, notre intention, dans « toutes les discussions où nous sommes entré, n'a « pas été de la prescrire (1). »

Plus loin il conseille le levier pour corriger les positions défectueuses de la face et si, à défaut de levier, il se décide à employer une des branches du forceps, il a soin d'indiquer celle qui convient la mieux à cet usage; il est question du levier dans tous les chapitres consacrés aux présentations de la face (2). Il consacre un chapitre entier à l'étude du levier, il dit qu'on n'emploie le levier que pour corriger certaines positions défectueuses de la tête (3). Il parle ensuite de l'utilité du levier dans la présentation de la face, variété frontale qu'il cherche à transformer en celle du sommet. « La main suffit presque « toujours pour opérer ce changement avantageux et « ce n'est qu'à son défaut qu'il faut avoir recours au « levier. » (Nous préviendrons ici, que les cas où ce dernier devient nécessaire, sont tellement rares, que nous n'en avons pas encore trouvé un seul, mon frère et moi, où il fût indispensable) (4).

Baudelocque se croyait obligé d'intervenir toutes les fois qu'il y avait une présentation de la face; il s'efforçait d'abord de changer la présentation; s'il y avait trop de difficulté, il faisait la version; si cette manœuvre ne réussissait pas, il appliquait le forceps avec des précautions qu'il indiquait. « Enfin, si tous ces « moyens échouaient (ce qui a dû lui arriver), il fau-

(1) Op. cit., vol. II, p. 185, § 1845.
(2) Op. cit., vol. II, p. 212, § 1888.
(3) Op. cit., vol. II, p. 185, § 1844.
(4) Op. cit., vol. II, p. 208, § 1898.

« drait, dit-il, dégager une des branches du forceps « et se servir de l'autre comme d'un levier propre à « abaisser l'occiput. »

Le levier proprement dit, eût rendu cette opération plus facile, ainsi qu'il le dit lui même plus loin (2). Le levier peut être utile, « non-seulement dans tous les « cas énoncés dans ce chapitre, mais encore dans « ceux où la tête s'est engagée en présentant la face, « comme on l'a remarqué ci-devant. *Dans tous on peut « y substituer au besoin une des branches du for- « ceps ordinaire, quoiqu'elle offre peut-être un peu « moins d'avantage et que son application exige plus « de soins et d'attention.* »

Baudelocque n'est pas très-partisan du levier, mais du moins il apprécie son action d'une manière impartiale, et si on veut contrôler ses opinions, il fournit les éléments nécessaires pour le juger. Il laisse ceux qui viendront après lui, libres de faire usage du levier, qu'il ne proscrit pas absolument, mais il donne toujours la préférence à la main pour opérer les changements qu'il indique ; il est certain que si la main seule pouvait suffire à remplir toutes les indications qui se présentent dans la pratique des accouchements, ce serait un grand bonheur, mais il n'en est pas ainsi : outre qu'il est très-difficile de changer une présentation ou une position, avec une main seule, parce qu'elle glisse et que les contractions utérines ne sont pas assez énergiques, pour fixer la tête dans la situation où elle l'a placée. Lorsqu'on la retire, les choses reprennent leur état primitif; de plus, la main éloignant la tête de l'orifice de l'utérus, permet aux eaux de l'amnios de s'écouler en partie et mettent l'enfant dans une position fort précaire. Le levier remplit parfaitement l'office de la main, sans exposer à aucun des inconvénients dont il vient d'être question et le professeur Fabbri dit à ce sujet : *Ed è appunto per questo che dove la mano e le dita, organi naturali, se sono troppo deboli e non bastano, l'umana industria con queste membra artificiali, soccorre alla naturale fiacchezza della mano* (1). La discussion qui s'éleva entre Baudelocque et Herbiniaux fut très-vive, ils employèrent tous les deux des expressions qui blessèrent profondément leur amour-propre et qui ne furent pas sans influence sur leurs opinions. Baudelocque ne voulut croire à aucun des faits, même les plus patents, de son confrère de Bruxelles et il poussa l'exagération jusqu'à s'interdire l'usage du levier, dont il avait positivement compris l'importance.

De son côté Herbiniaux avait fait ses études à Paris, il s'était promis d'essayer le levier qu'il avait entendu proscrire formellement, comme un instrument dangereux; de retour à Bruxelles, il acquit bientôt par la pratique, la conviction profonde de la supériorité du levier sur le forceps, l'employa de préférence à ce dernier, car il ne ménage pas ses expressions. Mais aujourd'hui une discussion plus calme ne soulèvera plus de passions, on sera bien forcé de s'incliner devant la puissance des faits accomplis. L'usage non interrompu du levier pendant près d'un siècle et les résultats qu'ont obtenus les hommes savants et honorés qui l'ont expérimenté dans leur clientèle particulière, dans les cours publics, dans les maternités et ceci en présence de nombreux élèves dont pas un seul n'a élevé la voix pour les contre-dire, ont prouvé d'une manière péremptoire que Herbiniaux avait parfaitement jugé le levier et que Baudelocque, cédant à de mesquines susceptibilités d'amour propre, n'avait pas voulu même soumettre à l'expérience, les faits avancés par celui qu'il appelait le chirurgien de Bruxelles. La vie des savants présente souvent des

(1) Giambattista Fabbri, *dell'Uso ragionevole della leva nell' ostetricia*. Bologna, 1863, p. 24.

particularités de ce genre, ce sont des faiblesses humaines que l'on déplore et que l'on ne blâme pas.

Le levier ne fut ni expérimenté ni jugé, il fut simplement rejeté; l'immense influence de Baudelocque exagéra les désavantages du levier et le forceps est devenu aujourd'hui l'objet d'un culte fétichique.

Les paroles des maîtres qui s'étaient montrés hostiles au levier, eurent tant d'influence que Mme Lachapelle, une des plus illustres entre tous leurs élèves (et dont tous les accoucheurs devraient lire, relire les ouvrages et les méditer profondément, a pu dire : « Il en est beaucoup (*les moyens qui remplacent la « main*) qui sont tombés dans un juste oubli. Le filet, « les lacs, le tire-tête, le levier, sont aujourd'hui dans « une entière désuétude (1). »

Et plus loin : « Je ne dis rien du levier que je n'ai « jamais employé, je ne vois pas en quoi il l'emporte« rait sur les doigts; ce n'est pas de la force, c'est « de l'adresse et des circonstances favorables qu'il « faut ici (2). »

Cette même Mme Lachapelle avait remarqué que l'introduction d'une seule branche de forceps « agit « sur la tête et détermine sa rotation en conduisant le « front vers le sacrum (3). » Dans ce cas, c'est la circonstance favorable dont madame Lachapelle vient de parler. Mais elle ne se doute même pas qu'elle a fait exactement et par hasard ce que font, volontairement et par calcul, ceux qui se servent du levier.

Pendant tout le temps que le levier fut employé d'une manière empirique, on pût sans injustice appeler ceux qui l'employaient, des partisans du levier, quoique ce mot soit forcément suivi de l'épithète

(1) *Pratique des accouchements*, 1er mém., p. 57. Paris, 1821.
(2) *Loc. cit.*, p. 83.
(3) *Loc. cit.*, 2e mém., p. 180.

d'exclusif, mais ils étaient d'autant plus attachés à leur instrument, qu'ils en obtenaient des succès incontestables, c'était l'élite des accoucheurs anglais, Denman, Burns, etc., la majorité des accoucheurs hollandais et flamands. Flamant, professeur à la Faculté de Strasbourg, était un partisan du levier et malgré tous les efforts qu'il fit pour en introduire l'usage en France, il ne put jamais obtenir qu'il fut même essayé, une seule fois, à Paris. En 1831, il publia un mémoire intitulé : *Sur le levier des accoucheurs*, dans le journal complémentaire des sciences médicales. Il a de plus écrit l'article FORCEPS, du *Dictionnaire des sciences médicales* en 60 volumes, bien qu'il ne l'ait pas signé. C'était un juge compétent, puisqu'il employait les deux instruments et que de plus il n'est point exclusif. Tout fut inutile, son travail passa inaperçu.

Les partisans du Forceps, et ils méritent cette qualification, avec toutes ses interprétations, lancèrent, tous, leur réprobation sur le levier ; sur quoi se fondaient-ils ? il serait difficile de le savoir.

Ils l'avaient probablement expérimenté sur le vivant? jamais! sur le mannequin? peut-être!

Pas un livre autre que l'article de Désormeaux dans le Dictionnaire en 30 volumes, et le livre de Cazeaux ne parle d'accouchements terminés par le levier, les journaux sont muets, on cherche en vain en France des traces de l'emploi du levier, le forceps étant le seul instrument en usage jusqu'en ces derniers temps.

La proscription du levier par Levret et Baudelocque, avait été religieusement observée par la majorité des accoucheurs, mais il y eut aussi des protestations et Velpeau, qui imprima le cachet de sa haute intelligence et de son génie à toutes les parties de la science dont il voulut s'occuper, a parlé du levier en des termes que ne désavoueraient pas les partisans les plus exagérés de cet instrument et il lui rend justice. (Velpeau : *Traité complet de l'art des accouchements*, 2e édition, 2e volume, page 382).

Dans un article court et substantiel de trois pages seulement, il fait l'histoire de l'instrument, cite les divers leviers, les noms des auteurs qui ont cru devoir leur faire subir des modifications et les ouvrages où elles ont été décrites. Il passe ensuite aux usages du levier et il dit : « Le levier est un instrument à « deux fins, d'un côté il peut être employé dans le « but de redresser la tête, de la ramener à sa position « naturelle, de l'autre il est possible de s'en servir « comme du forceps, pour entraîner la tête au de- « hors, lorsqu'elle est descendue dans l'excava- « tion, etc. (1). »

Il parle ensuite des conditions qui constituent un bon instrument et il dit : « La courbure du mien est « assez prononcée, toutefois plus prononcée que celle « du forceps. » Passant ensuite à l'emploi du levier (2) comme crochet et du levier comme forceps, il décrit les règles que l'on doit observer dans ces deux modes d'action. Enfin il termine son article par cette phrase très-significative : « Ce que fait le levier « dans ces circonstances, *pour l'extraction de la tête*, « le forceps le ferait également, je le sais, et peut-être « plus sûrement encore ; aussi mon but n'est pas de « substituer le premier de ces instruments au second, « j'ai simplement voulu faire sentir que chez nous on « a généralement mal compris le mécanisme du le- « vier. Sans être indispensable, son emploi dans « quelques circonstances n'est peut-être pas à dédai- « gner, son application est *trop simple*, *trop inof-* « *fensive*, en comparaison de celle du forceps, pour

(1) Velpeau, opér. cit., 2e vol., p. 385.
(2) Id., id., id.

« qu'on n'y ait pas recours quand la tête se présente « au détroit périnéal et ne paraît être arrêtée que par « le défaut d'action des organes de la femme (1).

« J'ajouterai même que son introduction aurait sou- « vent le grand avantage de rappeler les contractions « utérines, ainsi que des muscles abdominaux, et par « là, d'accélérer indirectement, au moins, la termi- « naison du travail, sans exposer la mère ni l'enfant « à aucun danger. Je suis heureux d'ailleurs, de me « rencontrer presque en tout, pour cette doctrine, « avec Désormeaux. » Cette appréciation du levier, faite avec tant de bonne foi, par un chirurgien aussi illustre que Velpeau, passa inaperçue et l'on continua d'exalter outre mesure le forceps. Il termine son article sur le levier en assurant que Désormeaux et lui ont une opinion conforme.

Certains auteurs jugent le levier avec une légèreté inconcevable; Cazeaux entr'autres a pu avancer cette

(1) M. Jacquemier ne partage pas cet avis. Dans l'article Levier du *Dictionnaire encyclopédique des sciences médicales*, il nous reproche des accidents graves que nous aurions occasionnés à la mère, alors qu'il est dit dans notre Mémoire que ces lésions existaient avant l'application du levier et que c'était pour cette raison que nous nous décidions à l'appliquer : du reste, il y avait eu des manœuvres faites avec le forceps, depuis dix heures et demie du soir jusqu'à une heure du matin, avec cette particularité que le forceps glissait et était immédiatement réappliqué ; la famille de la malade nous a assuré qu'il y avait eu jusqu'à dix tentatives. Le levier fut appliqué une seule fois et entraîna la tête avec une facilité qui nous étonna nous-mêmes; le tout avait duré quinze à vingt minutes au plus. Il est probable que M. Jacquemier a mal lu l'observation qui se trouve cependant bien détaillée dans les *Archives générales de médecine*, n° de juillet, année 1868, il serait fâcheux d'être obligé de penser autrement : quant aux insinuations, peu obligeantes pour nous qui terminent son article, nous n'en comprenons pas la raison.

(*Note du Réd.*)

assertion hasardée, dans les éditions de son livre qui ont précédé la septième.

« M. Boddaert, qui s'est fait en Belgique le défen-
« seur du levier, dit l'avoir employé avec succès dans
« quelques cas de vices du bassin, qui tous ont été ter-
« minés sans peine par le levier après que le forceps
« eût été vainement employé. *Nous croyons avec Van-*
« *Huerel, que le levier ne saurait remplacer le forceps*
« *ou la main dans les rétrécissements du bassin* (1). »

M. Van-Huerel protesta contre cette assertion : dans une contrefaçon belge de l'ouvrage de M. Cazeaux, il inséra une analyse du premier mémoire de M. Boddaert, et voici ce qu'on y trouve dans une note, page 562.

« Quant au détroit supérieur, où le retrécissement
« antero-postérieur est le plus ordinaire et l'axe di-
« rigé de haut en bas et d'avant en arrière, *le levier*
« *convient mieux que le forceps* qui comprime la tête
« transversalement, l'allonge en sens opposé et l'at-
« tire en avant contre le pubis. »

L'autorité ne pouvait être plus mal choisie.

M. Boddaert n'avance aucun fait sans l'appuyer des preuves les plus convaincantes, il peut être cru sur parole et il jouit d'une considération trop grande, pour oser se permettre même un doute. Il lui est arrivé souvent de continuer la manœuvre des confrères qui l'appelaient en consultation, de replacer même le forceps et de faire consciencieusement des tractions. Ce n'était le plus souvent, que sur la demande formelle de ses confrères, qu'il appliquait le levier et obtenait les succès qu'il rapporte dans ses mémoires.

Cazeaux a écrit les lignes qui précèdent, dans un moment de ferveur et de zèle, ses maîtres ne lui avaient parlé du levier que pour le déprécier, il fut comme

(1) M. Cazeaux, *Traité historique et pratique de l'art des accoucheurs*, 4e édit., p. 905.

tous les disciples, il exagéra les opinions des maîtres, mais plus tard, la réflexion et une appréciation plus sérieuse des faits, dut modifier profondément ses idées sur le levier ; car, on lit à la page 728 de la 4e édition de son livre, cet aveu remarquable : Le levier peut « être utile dans certains cas et appliqué sur le vertex « et l'occiput, il a pu quelquefois abaisser ce dernier « et convertir une présentation de la face en présen- « tation du sommet.» C'est une erreur qui est partagée par la plupart des accoucheurs français, et voici ce qu'en dit de M. Coppée : « Cette manœuvre est plus « difficile qu'on ne pense (*le changement de présen-* « *tation*), et ne réussit que très-rarement.» On accepte donc la présentation de la face telle qu'elle est, c'est toujours le levier que l'on applique, mais dans le but de faciliter la descente de la face, telle qu'elle se présente. « Quand la tête est un peu élevée, il est même « souvent plus facile à manier que le forceps dont la « seconde branche est alors si difficilement introduite « à la hauteur et au lieu convenable. Il m'a beaucoup « servi chez une femme auprès de laquelle je fus ap- « pelé par le docteur Fournier, et chez laquelle la tête « engagée dans l'excavation en position mento-posté- « rieure, droite, n'avait pu être refoulée ni saisie con- « venablement par le forceps ; *Et je crois que j'ai eu* « *tort, à l'exemple de beaucoup d'auteurs contempo-* « *rains, de le proscrire entièrement de la pratique.* « Dans ces positions postérieures qui se rapprochent « de la transversale un peu élevée, cas dans lequel « l'application du forceps est très-difficile, le levier « peut, je crois, rendre d'importants services.» Cazeaux n'aurait pas dû laisser exister dans le même volume deux opinions si diamétralement opposées ; mais son aveu de la supériorité du levier sur le forceps, dans des circonstances données, si nettement exprimé par lui, reste entier ; nous sommes parfaitement convaincus que la plupart des détracteurs du levier, reviendraient de leur prévention, si ils se donnaient la peine d'étudier son mode d'action.

CHAPITRE III

LE FORCEPS ET LE LEVIER

Considérations générales.

Introduits presque en même temps dans la pratique des accouchements, comme chacun sait, le forceps et le levier furent, tous les deux, employés empiriquement ; et comme ils concouraient, tous le deux, à terminer l'accouchement, la discussion se concentra sur les deux instruments, sans aucune considération pour les qualités propres à chacun d'eux, en raison de leur construction différente ; ils avaient de commun, de faciliter certains accouchements ; ce fut assez pour commencer ces interminables discussions sur la préférence que l'on doit accorder à l'un ou à l'autre; bien plus, la passion, avec toutes ses exagérations, vint se joindre à ces discussions, ainsi que cela ressort clairement de l'histoire.

Le levier est employé dans les Flandres depuis plus d'un siècle sans interruption, et il est arrivé que la méthode empirique a fait place à une méthode dogmatique, où tout est prévu, calculé et raisonné, dans laquelle on a pu imiter complétement les phénomènes qui se succèdent dans l'accouchement physiologique et rendre moins meurtriers les accouchements que l'on termine avec l'aide des instruments. M. Boddaert père est l'auteur de cette importante amélioration, et aujourd'hui l'étude du levier s'impose ; il ne peut plus y avoir de partisans du forceps et du levier, mais des médecins honnêtes qui les emploient à vaincre les résistances que leur mode de construction leur permet de surmonter plus facilement.

Les mouvements qu'exécute la tête, sous l'influence de ces deux instruments, peuvent être définis ainsi :

1° Le forceps, auquel une force est appliquée, produit un mouvement de *traction;*

2° Le levier n'agit pas de la même manière, et sous son influence, il se produit un mouvement de *propulsion,* défini ainsi par le supplément du Dictionnaire de l'Académie : *mouvement qui porte vers un point.*

L'action des deux instruments est donc nettement définie : *traction* pour le forceps, *propulsion* pour le levier.

La première difficulté, et c'est presque la seule que l'on rencontre, quand on veut appliquer le levier, c'est de reconnaître *d'une manière positive* 1° la présentation, 2° les positions avec toutes leurs variétés. C'est une condition sans laquelle il faut renoncer absolument à en faire usage. Pour acquérir cette connaissance, il ne faut pas se borner à se servir de ses doigts, mais introduire toute la main; nous nous proposons d'employer le spéculum de M. Cusco, pour contrôler par la vue les notions acquises par le toucher; cet instrument nous paraît éminemment propre à cet usage. Nous nous en sommes servi une fois, pour extraire avec de longues pinces un placenta retenu dans l'utérus, après une fausse couche de deux ou trois mois. M. Matthieu en a construit un grand pour cet usage. 3° Il faut connaître parfaitement la marche que suivent le sommet de la tête et la face, dans leurs présentations et positions, pendant l'accouchement qui se termine par les forces seules de la nature, puisqu'on doit l'imiter.

Ces notions une fois acquises, on peut, presque sans danger pour la mère et pour l'enfant, faire un emploi rationnel du levier.

L'intervention des instruments n'est requise que lorsque la tête est arrêtée dans sa progression, soit qu'elle ne puisse pas pénétrer dans le bassin, en raison d'un vice de conformation de cette partie ou d'une position anormale, soit qu'arrivée dans l'excavation, les forces naturelles ne puissent pas l'expulser.

L'application du levier ne présente jamais de sérieuses difficultés; on peut même dire que sous ce rapport elle ne peut en aucune façon être comparée à celle du forceps qui rencontre une foule d'obstacles, tandis qu'il y en a peu pour le levier. Le point d'application sur la tête de l'enfant doit varier en raison des résultats que l'on veut obtenir. Nous indiquerons plus loin les divers effets du levier selon le point sur lequel il prendra son point d'appui.

Il ne faut pas attendre, pour faire usage du levier, que la contraction utérine soit épuisée, c'est se priver d'un aide puissant, qui seul termine le plus grand nombre d'accouchements. Cette force, dont on ne tient pas compte dans les applications du forceps, est très-nécessaire dans celles du levier.

Le levier, comme le forceps, ne doivent être maniés que par des hommes instruits.

Les applications rationnelles du levier, telles qu'elles sont pratiquées par la science, ne peuvent en aucune façon être comparées à celles des partisans de cet instrument. Aujourd'hui que tout est précisé, calculé, il y a une incalculable légèreté à se prononcer aussi formellement que l'on le fait journellement devant nous, et il arrivera certainement à l'accoucheur qui sera tout prêt à pratiquer une céphalotomie, de se voir remplacer avant l'opération par un autre qui amènera un enfant vivant, en se servant du levier. *Et si on ne se décide pas en France à étudier de nouveau cette question, on y sera forcé par l'évidence des faits.*

Pour le choix de l'instrument, il existe certaines conditions qui en rendent l'emploi plus avantageux et plus facile.

Le nombre des modifications introduites dans les formes du levier est très-considérable; chacun a voulu, comme pour le forceps, corriger de petites imperfections et faire un instrument nouveau; mais tous ont deux courbures dirigées en sens inverse, une supérieure, sur le plat de la cuillère (*elle s'applique sur la partie de la tête que l'on veut entraîner*), qu'on pourrait appeler *courbure fœtale* ou *supérieure*, et une qui suit en sens inverse le contour de la première; elle est toujours en contact avec les parois du bassin, qui lui servent de point d'appui; qu'on désignerait sous le nom de *courbure pelvienne* ou *inférieure*. Ces deux courbures ont des limites certaines qu'il ne faut pas dépasser. Lorsque la courbure supérieure est trop grande, outre qu'elle est un peu plus difficile à introduire, elle donne une plus grande longueur à la partie du levier, qui porte à plat sur la tête de l'enfant et vient, par conséquent, contondre plus ou moins profondément les parties supérieures du cou, lorsque le levier est pressé entre la tête et le bassin, sans cependant arriver aussi loin que Levret le suppose.

DIVERSES ESPÈCES DE LEVIER.

On ne connaît aujourd'hui dans la pratique que deux espèces de levier, le *levier flamand*, sorte de *spatule* plate, et le *levier français*, qui n'est autre chose qu'une des branches du *forceps* droit avec des courbures appropriées à l'usage auquel il est destiné.

A. **Le Levier flamand ou Spatule.**

Le levier flamand, qu'emploie M. Boddaert, ne diffère de celui de Roonhuisen qu'en ce qu'il est monté sur un manche : la lame est d'une longueur de 0^m, 20, d'une largeur de 3 cent. et d'une épaisseur de 0^m, 0037, avec le manche il mesure une longueur de

$0^m,33$, les courbures sont peu marquées, mais réelles ; aussi faut-il, pour qu'il produise un effet efficace, élever le manche de l'instrument : alors, la partie de la tête, sur laquelle le levier porte son action, est rapprochée du centre du bassin, et sa partie supérieure s'applique sur la tête du fœtus, par une surface assez grande pour pouvoir lui faire produire un mouvement de propulsion et l'entraîner au dehors ; on ne peut donc, sans danger, augmenter cette courbure, dont de nombreuses expériences ont constaté la juste mesure.

Il est une propriété remarquable que ne possède pas au même degré le levier français, c'est que, dès que la spatule est introduite, le moindre mouvement d'élévation du manche comprime l'occiput et provoque son abaissement, en même temps que cette partie semble poussée vers l'arcade pubienne.

Dans le levier flamand, la face qui s'appuie sur le bassin de la mère, *face pelvienne*, est pleine et très-polie ; elle facilite par conséquent le glissement de la tête et il y a moins de frottement que dans le levier français : pour augmenter le nombre des points de contact de la tête de l'enfant avec la face fœtale du levier flamand, nous avons fait dépolir sa concavité supérieure avec une meule en grès, d'un petit diamètre, ce qui a converti sa partie plane en une surface légèrement concave, comme une gouttière, qui occupe, dans le sens de sa longueur, toute la face fœtale de l'instrument, et se termine en mourant sur l'extrémité libre du levier.

Le levier flamand ne doit être employé que lorsqu'on peut prendre un point d'appui sur la moitié antérieure du bassin.

Les médecins de Gand ont obtenu de si beaux résultats dans leur pratique, qu'il n'y a pas de raison pour n'en pas continuer l'usage.

B. Levier Français.

Le levier français est tout simplement une cuiller de forceps, fenêtrée et terminée par une partie arrondie qui est fixée à un manche. Comme dans les forceps, il y a des leviers à une courbure (leviers droits, forceps droits) et ceux à deux courbures qui sont tout simplement les branches détachées des petits forceps anglais. Ces derniers, dont on a beaucoup parlé sans jamais en faire usage, servent à faire la version céphalique.

Le levier français dont nous parlerons dans le cours de ce travail, est celui de M. le professeur Fabbri, de Bologne, qui se sert de deux leviers, dont l'un à une courbure qui le rapproche singulièrement de celui de Belgique et l'autre plus courbe, dont il fait usage dans des cas déterminés que nous indiquerons plus loin. D'ailleurs, tous les accoucheurs qui emploient le levier reconnaissent qu'il faut en avoir plusieurs, de courbure différente.

Le levier français est un instrument de traction principalement qui, en admettant dans l'ouverture de sa fenêtre, les parties saillantes de la tête offre par le contact de ses branches un point d'appui plus étendu et peut-être plus solide ; mais il ne commence à agir efficacement que lorsque le contour supérieur de sa fenêtre s'appuie sur la tête de l'enfant ; encore faut-il, pour l'empêcher de glisser, employer un moyen que nous indiquerons plus loin.

La forme ovalaire du levier français fait que son point d'appui sur le bassin change à proportion que la tête descend, et on n'a pas à craindre les longues pressions sur un même point ; ils ont tous le défaut de s'appuyer sur la tête de l'enfant par de trop petites surfaces qui la blessent. Il faut donc donner au fer qui forme la fenêtre plus de largeur. M. Matthieu a bien voulu en fabriquer sur ces données.

A Gand, on reproche au levier français de blesser le canal de l'urèthre par la partie arrondie qui fait suite à la fenêtre, en allant vers le manche ; mais lorsqu'il est placé, la cuiller est seule en rapport avec le bassin et la tête de l'enfant, la partie arrondie est tout à fait à l'extérieur, la contusion du canal de l'urèthre est le plus souvent produite par le passage de la tête et non par l'instrument.

En France, on a peu de foi en la puissance de la spatule, en raison de son peu de courbure et de son peu de largeur, parce qu'en France, on ne connaît que la traction violente du forceps. Il y a exagération des deux côtés ; chacun tient à son instrument et ne veut pas en essayer d'autre ; mais en examinant de près, on voit que les différences entre l'action des deux leviers se réduit à bien peu de chose. Enfin, nous terminons en disant avec M. Boddaert : « Quelque soit l'instrument avec lequel on puisse ob-« tenir un résultat aussi favorable (*imitation du mé-« canisme de l'accouchement naturel*), il faudra l'a-« dopter de préférence et surtout ne pas le changer, « de manière à lui faire perdre ses précieuses qua-« lités. »

Le levier français devra être préféré au levier flamand, toutes les fois qu'il devra être appliqué sur la demi-circonférence postérieure du bassin. Nous indiquerons plus loin le moyen d'en faire usage dans ces cas.

Bien que ce ne soit pas ici le lieu, nous ne pouvons pas nous empêcher de penser, en raison de l'accueil fait à notre travail, que l'obstétricie française constitue une petite église qui a son dogme et son symbole en dehors desquels nulle science ne peut exister. Ses prosélytes convaincus vous répondent toujours par cette phrase : « Malgré l'autorité, de M. Velpeau par exemple, nous pensons, etc.... » N'allez pas vous aviser d'invoquer l'expérimentation. Levret et Baudelocque sont les continuateurs d'Aristote et de Galien ; ils ont parlé, ce sont des articles de foi. Bacon et Descartes, qui ont établi la toute-puissance de l'expérience et du raisonnement, et qui ont régénéré toutes les sciences et les arts qui s'appuient sur la science, sont comme non avenus dans la science et art des accouchements. L'autorité des noms l'emporte sur celle des faits.

EXPOSITION MÉCANIQUE DE L'ACTION DU LÉVIER.

Le levier est un instrument dont l'action est multiple et très-variée; il remplit plusieurs indications et à chacune d'elles répond un mode différent d'application : il doit d'abord ramener la tête dans la position qu'elle devrait occuper, si l'accouchement suivait son cours normal, et provoque ensuite sa sortie en vertu du mouvement de propulsion qu'il lui imprime.

1° Le levier appliqué sur l'occiput produit un mouvement de bascule, qui tend à l'abaisser; la tête fait un mouvement de rotation dont l'axe est situé sur le diamètre bi-pariétal ou à peu près.

L'effet de cette application est de changer le grand diamètre, qui se présente en un plus petit, et de produire le mouvement de flexion de la tête sur la poitrine.

2° Le levier, placé sur une des bosses pariétales ou sur l'apophyse mastoïde, produit d'abord un mouvement de rotation de la tête, dont l'axe est situé sur le diamètre *occipito frontal*, et, si on continue à agir, il l'abaissera tout d'une d'une pièce dans la position qu'elle occupait au moment de l'application.

Les positions inclinées se réduisent facilement par cette manœuvre, et, lorsque la tête est en position transversale au-dessus du détroit supérieur d'un bassin rétréci, dont le diamètre sacro-pubien est de huit centimètres, elle la fait pénétrer dans l'excavation, sans changer la position.

Dans les présentations de la face en positions mento-iliaque, droite ou gauche postérieures, la spatule, placée sur la partie antérieure du bassin et sur le côté de la tête qui est le plus tourné en avant, déterminera, par le mouvement d'élévation du manche, le changement de position en mento-antérieure ; rendra ainsi l'accouchement plus facile.

3° Lorsque l'occiput est tourné en arrière, on peut toujours, avec le levier français appliqué transversalement, selon le procédé de M. le professeur Fabbri, le ramener en avant ; la tête exécute alors un mouvement de rotation autour d'un axe représenté par le diamètre trachélo-bregmatique.

C'est ainsi que les positions occipito-postérieures se transforment en occipito-antérieures. On voit, d'après cela, qu'il ne peut pas y avoir de méthode générale pour l'application du levier et que son but est toujours de ramener la tête dans la position qu'elle aurait, si l'accouchement se terminait naturellement.

L'action du levier n'est pas aussi simple que le croient ceux qui jugent cet instrument à une première vue. Il met en jeu un certain nombre de forces de directions différentes, qui toutes concourent au même but; il place la tête dans des conditions requises pour passer à travers la filière du bassin, tout naturellement et sans effort. Ainsi la tête présente son diamètre occipito-frontal sur un point quelconque du détroit supérieur. Le levier placé sur l'occiput, agissant par sa courbure supérieure sur un point éloigné du centre de gravité de la tête, ne peut pas l'entraîner tout entière ; il la fait, par conséquent, basculer et présenter, par ce moyen, la pointe occipitale à l'entrée de l'excavation ; le mouvement d'élévation du manche donne lieu à la production de deux forces.

La première fait pénétrer la tête dans l'excavation, la seconde produite par la courbure de la face pelvienne du levier, facilite ce mouvement, en ce qu'elle fait glisser la tête sur les bords du bassin, comme sur un plan incliné, la place au centre et lui imprime un mouvement de propulsion.

Les contractions plus ou moins énergiques de l'utérus, agissant sur une tête si favorablement placée, ne se perdent pas en une force inutile, la font avancer dans l'excavation où elle exécute les divers mouvements que l'on observe pendant l'accouchement naturel ; dans chaque position l'action du levier favorise toujours ces mouvements et il les dirige le plus souvent. Telle est en thèse générale l'action du levier ; il y a ensuite les particularités propres à chaque cas, qui seront étudiés à mesure qu'ils se représenteront.

M. Hubert de Louvain a donné la démonstration mathématique de l'action du levier, dans son mémoire sur l'équilibre du forceps et du levier, auquel il reproche d'agir trop en arrière, tandis que le forceps agit trop en avant, cela serait vrai pour le levier s'il était rectiligne, mais il est courbe et sa courbure s'appliquant sur la tête produit un mouvement de propulsion sûrement dirigé en bas et peut-être un peu en avant : du reste, vouloir appliquer les sciences mathématiques dont les données sont toujours sûres et invariables, sur un sujet qui, par sa nature, ne présente aucune fixité, est une entreprise dans laquelle ont échoué les plus grands médecins, il faut se contenter de raisonner d'une manière générale et non d'une manière absolue, comme en mathématiques ; car enfin, il serait bien curieux de reconnaître cet axe du détroit supérieur et de le mesurer exactement ; c'est un *desideratum* que l'on n'attendra peut-être jamais ; en effet il varie selon les individus et les diverses formes connues du bassin. Un accoucheur, peut-il, armé de la règle, de l'équerre et du compas, la mesurer ? évidemment non ; on se contente des à peu près, c'est suffisant. Du reste, le forceps *idéal* qui pourrait faire des tractions, juste dans la direction de l'axe du détroit supérieur, ne trouverait pas un accoucheur assez habile pour déterminer dans chaque cas, la direction mathématique de cet axe.

M. Hubert, reproche à M. Boddaert de se faire illusion quand il avance que « le levier étant appliqué « derrière le pubis, on n'a qu'à relever son manche « pour porter la tête en arrière et en bas, *par consé-* « *quent selon la direction de l'axe du détroit* (1) »

L'objection serait rigoureusement vraie, s'il n'y avait que le levier et son action, mais il y a en plus une force dont M. Hubert ne tient pas compte, c'est la contraction utérine qui, poussant la tête directement de haut en bas, lui fait suivre dans la pratique, une direction qui se rapproche beaucoup de celle de l'axe du détroit supérieur.

M. Hubert admet la puissance extractive du levier, puis, comparant le bras de la puissance avec celui de la résistance dans le levier de M. Boddaert, il trouve que la force est triplée, de sorte qu'il faudrait trois fois plus de force pour extraire une tête qu'il n'en faudrait avec le forceps.

Cette proposition de M. Hubert peut et doit être démontrée d'une autre manière et l'on arrive à une conclusion toute différente de celle qu'il en tire : en effet, le mouvement de propulsion produit par le levier est incontestable, et la tête pénètre plus ou moins dans le bassin ; pour obtenir ce résultat, l'accoucheur a employé une force trois fois plus petite qu'avec le forceps, en vertu des lois qui régissent l'action du levier

(1) Hubert, *Notes sur l'équilibre du forceps et du levier. Les Mémoires de l'Académie royale de Belgique*, volume 4, page 197.

et comme il est de précepte, de profiter des contractions utérines et de n'agir avec le levier qu'à ce moment, dans le but d'augmenter leur puissance propulsive; il s'en suit que l'obstacle qui s'opposait à la marche de la tête, n'est dépassé qu'après un certain nombre d'élévations du manche du levier faites de manière à ne blesser ni la mère ni l'enfant; souvent l'obstacle n'occupe qu'un petit espace dans le bassin et lorsqu'il est surmonté, ou l'accouchement se termine seul, ou il n'est plus nécessaire d'employer qu'une force toujours un tiers moindre avec le levier qu'avec le forceps.

La puissance extractive étant ainsi augmentée M. Hubert se demande si c'est: 1° *Au bénéfice de l'accoucheur? Il répond oui; 2° au bénéfice de l'enfant? non, en aucune façon car*, si la force est triplée, la pression sur le crâne l'est également 3° *au bénéfice de la femme?* Oui, etc., etc. La question est mal posée, on suppose que le levier agit comme le forceps, ce qui n'est pas et qu'il n'agit qu'en multipliant la force appliquée au bras de la puissance. Cette seconde partie de la proposition est vraie ; mais dans la pratique on se contente de diminuer d'autant cette force et quelques secousses légères font le plus souvent avancer la tête.

1° Au bénéfice de l'accoucheur, ce ne serait pas à dédaigner, mais ce n'est pas en multipliant la force que le levier agit, mais en la rendant moins nécessaire. On concevra facilement que le levier agit premièrement comme instrument modificateur de la position et tout à fait secondairement, comme agent de propulsion. M. Hubert qui a parfaitement apprécié les qualités du levier, va répondre lui-même à son objection (1).

(1) Hubert, op. cit., p. 197.

« L'action du levier ne passe presque jamais par le « centre de la tête et il en résulte que, tout en abais- « sant celle-ci, l'instrument tend à lui imprimer un « mouvement de rotation. Ainsi, lorsqu'il est appliqué « sur un point voisin de la nuque, il abaisse l'occi- « put plus que le front.

« (*Flexion ou rotation sur un diamètre transverse du crâne*).

« C'est là un avantage réel, puisque le diamètre « *sous-occipito-bregmatique* est plus petit que l'*oc-* « *cipito frontal*, auquel il se substitue.

« De même, lorsqu'il est placé sur l'apophyse mas- « toïde, qui se trouve en avant, le levier abaisse la « bosse pariétale correspondante, plus que l'autre « (*rotation de la tête sur un diamètre longitudinal*), « et il en résulte encore un bénéfice réel, puisque « le diamètre sous-pariéto sus-pariétal, plus court « que le bi-pariétal, remplace celui-ci ; mais l'avan- « tage ne se borne pas là, car l'abaissement de la « bosse pariétale antérieure incline la voûte du crâne « en arrière et reporte ainsi vers le promontoire, une « région plus molle, plus réductible, sous la pression « de cette saillie, or, on sait qu'une différence de « deux à trois lignes suffit souvent pour décider du « succès ou du revers. »

Le levier a agi au bénéfice de l'accoucheur en plaçant la tête dans des conditions meilleures pour passer à travers le bassin et en provoquant un mouvement de propulsion, c'est ce qui explique la rapidité avec laquelle s'exécutent certains accouchements au moyen du levier; le bénéfice de l'accoucheur devient, dans ce cas, le bénéfice de la mère et de l'enfant.

Au bénéfice de l'enfant, non, en aucune façon, car si la force est triplée, la pression sur le crâne l'est également.

L'argument est spécieux ; pour que la proposition

énoncée fût vraie, il faudrait que le levier agît seulement comme agent de propulsion. M. Boddaert l'a répété à satiété dans ses mémoires, il ne remplit cette condition qu'il n'ait préalablement rendu possible le passage de la tête à travers le bassin, en la plaçant dans une situation convenable, et ceux qui emploient le levier sont bien loin de porter les pressions à un degré aussi violent que ceux qui emploient le forceps; aussi n'est-il pas étonnant qu'avec le levier on obtienne plus d'enfants vivants qu'avec le forceps; ainsi cette pression multipliée est une objection purement théorique, les praticiens la connaissent, ils cherchent à l'éviter.

Si la force est toujours mesurée de manière à ne produire aucune pression sur la tête de l'enfant, elle est donc à son bénéfice.

Au bénéfice de la femme, M. Hubert répète la théorie des pressions dont on vient de parler, il ajoute :

« A ce point de vue, il vaudrait mieux appliquer « une force comme trois, sur le forceps, qu'une force « représentée par l'unité, mais produisant des effets « comme trois sur le levier. » C'est tout simplement une impossibilité que M. Hubert suppose. En effet, comment comparer deux instruments d'une structure si différente, et qui ne mettent pas en jeu des mêmes forces et qui n'agissent pas par conséquent de même. Dans le forceps, la puissance extractive peut être portée au point de faire éclater le bassin, de blesser fortement tous les organes qu'il contient, de serrer la tête de l'enfant de manière à briser toutes les sutures et toutes les articulations, en un mot, d'employer une force d'une centaine de kilogrammes, tandis qu'avec le levier, cela serait bien difficile, et ce n'est jamais nécessaire; comme il faut combiner ensemble la pression et la traction pour obtenir un bon résultat, on ne pourrait augmenter l'une sans suspendre l'autre. Dans la pratique, on recommande surtout d'éviter les trop grandes pressions que le levier peut produire, soit sur le bassin de la mère, soit sur le crâne de l'enfant. On peut donc dire, en toute vérité, que le levier est employé au *bénéfice de la femme.*

M. le professeur Coppée, dans son mémoire *Du levier en obstétrique*, répond ainsi au résumé qui se trouve à la fin du mémoire de M. Hubert.

A. « Si le bassin est bien conformé et la présenta-« tion normale, quelle que soit la hauteur où la tête « se trouve, nous préférons le forceps (1). » Ici nous « avons une remarque générale à faire, qui s'applique « à cette conclusion comme à celles qui vont suivre. « Ce n'est plus une démonstration, que donne M. le « professeur Hubert, c'est une préférence qu'il exprime, « et pour qui connaît son adresse exceptionnelle à « manier le forceps, cette préférence s'explique, quoi-« qu'elle ne soit pas toujours motivée, par les principes « qu'il a lui-même reconnus. Ainsi, M. le professeur « Hubert a clairement établi que, dans les cas d'an-« gustie pelvienne, le levier est supérieur au forceps, « parce que ce premier instrument diminue le dia-« mètre pariétal, qui est engagé. Mais, quand le détroit « supérieur n'est pas rétréci, le levier ne diminue-t-il « plus ce même diamètre ? Sans doute, et l'observation « clinique est là qui le prouve. La conclusion pratique « est donc que, quand il faut employer ces instru-« ments au détroit supérieur, ce motif seul suffirait « déjà pour préférer le levier. Nous croyons inutile « d'énumérer ici les autres motifs ; nous rappellerons « seulement combien l'application du levier est « prompte et combien sa manœuvre est rapide ; ce

(1) Hubert, op. cit. page 206.

« sont là deux conditions inappréciables, en cas d'ac-
« cident, du côté de la mère et de l'enfant (1).

B. « Le *bassin* étant *bien conformé*, si la présentation du sommet est irrégulière, nous tâchons d'abord « de la corriger, en introduisant, au besoin, toute la « main, et, si nous y parvenons, nous appliquons le « forceps. Ce n'est qu'en cas d'insuccès et de vice « considérable de la présentation, que nous passe- « rions à recourir au levier (2).

« Changer, avec la main, une position irrégulière « est souvent chose fort dif ficile ; pour qui manie le « levier cette difficulté n'en est pas une (3).

C. « Dans les cas de rétrécissement du bassin, « pourvu que son plus petit diamètre ne soit descendu « au-dessous de 8 cent. à 8 cent. 1/2, notre conduite « est encore la même (4).

« Evidemment, la supériorité du levier est trop in- « contestable, dans ce cas, pourne pas le préférer (5).

D. « (Quand le bassin n'a que 3 p. à 3 p. 1/4 (0^m,08 c. « à 0^m,85 mil.) c'est le levier qui mérite la préfé- « renee). Cependant, si la tête conserve quelque mo- « bilité, nous croyons qu'on est au moins autorisé à « appliquer le forceps, pour mieux la fixer et essayer « de l'extraire ; mais, si on ne réussit pas, au lieu de « se livrer à des efforts violents, et d'en venir aux « applications successives, conseillées par M. Dubois, « il faut employer le levier (6).

« Dans les cas très-difficiles où M. le professeur « Hubert ne réussissait pas avec le forceps, il conseil-

(1) Ch. Coppée, op. cit., p. 20.
(2) Hubert, op. cit., p. 206.
(3) Ch. Coppée, op. cit., p. 20.
(4) Hubert, op. cit., p. 206.
(5) Ch. Coppée, op. cit., p. 20.
(6) Ch. Coppée; *Du levier en obstétrique*, bulletins de l'Académie royale de Belgique, t. VII, n° 8, page 19, et édité à part à Bruxelles, librairie Manceaux.

« lait de recourir au levier. Mais, puisque cet instru-
« ment a une supériorité incontestable sur le forceps, « pourquoi ne pas y recourir tout d'abord? Ce serait « abréger les souffrances de la mère et augmenter les « chances de sauver l'enfant (1).

« E. Il est des cas exceptionnels où le choix des « instruments doit être abandonné à la sagacité du pra- « ticien. En note, M. le professeur Hubert ajoute : « (Nous restreignons peut-être trop les indications de « ce dernier instrument (*le levier*), car on change dif- « ficilement sa manière de voir et de faire après vingt- « cinq ans de pratique; cependant, la part que nous « lui faisons est encore très-belle, puisque nous re- « connaissons que, dans des cas donnés, et qui sont « loin d'être rares, il peut rendre des services d'au- « tant plus précieux, que le forceps est devenu dan- « gereux pour la mère, souvent funeste pour l'enfant, « et parfois même complétement insuffisant) (2). »

Nous reproduisons ce passage, parce qu'il nous offre l'occasion de rendre hommage à la parfaite loyauté de l'auteur, et parce que, dans la bouche de M. le professeur Hubert, ces paroles ont une grande portée scientifique (3).

M. le docteur Hyernaux (de Bruxelles) résume son opinion sur le levier de la manière suivante (4) :

1° Que le levier est un excellent modificateur des positions défectueuses de la tête;

2° Qu'il jouit d'une force extractive beaucoup plus puissante que le forceps;

3° Qu'une main habile et familiarisée à son emploi

(1) Ch. Coppée, op. cit., p. 21.
(2) Hubert, op. cit., p. 207, et note 22, même page.
(3) Ch. Coppée, op. cit., p. 21.
(4) Hyernaux, *Traité pratique de l'art des accouchements*, 2e édit. Bruxelles-Paris, p. 707.

peut terminer, avec son aide, l'accouchement dans toute présentation et position qui se prêtent à son application, mais que cependant, dans l'excavation, le forceps lui est toujours préférable ;

4° Que le champ véritable de son application est au détroit abdominal, sans exclusion pourtant du forceps;

5° Qu'il est surtout supérieur à ce dernier, toutes les fois qu'il y a un vice du bassin qui retient et qui fixe le crâne au-dessus ou au niveau du grand détroit;

6° Que la mobilité de la tête est un obstacle à l'emploi du levier, tandis qu'il est alors plus facile de la saisir dans le forceps, à la condition de la fixer préalablement en introduisant toute la main dans le conduit vulvo-utérin;

7° Enfin, que, sous le rapport du maniement, il faut reconnaître encore que le levier est plus facile et plus expéditif que le forceps, puisqu'il doit pénétrer moins haut, qu'on a moins de mouvements à lui imprimer pour l'amener où il doit être définitivement, et qu'il n'est constitué que par une seule branche.

Nous n'avons rien à ajouter à ce que nous venons de dire sur le levier. Dans les limites du possible, il facilite l'accouchement et le rend moins dangereux pour la mère et pour l'enfant; mais vouloir terminer quand même un accouchement, quelque soit le degré de rétrécissement du bassin, avec le levier, ce serait, ainsi que le dit M. Coppée, une insigne folie.

CHAPITRE IV

APPLICATION DU LEVIER

A. Position de la femme. — B. Introduction du levier. — C. Mode de traction.

Pour appliquer le levier avec succès, nous n'avons rien de mieux à faire que de formuler, le plus clairement possible, les préceptes que M. Boddaert a lui-même tracés : il faut néanmoins avoir toujours présents à l'esprit les principes que nous avons énoncés plus haut, sur les divers mouvements que le levier imprime à la tête pour corriger ce qu'il y a de défectueux dans la position.

A. La femme sera placée sur un lit, comme pour une application de forceps, mais dans une situation horizontale. *Condition de rigueur*, le siége débordera autant que possible le lit.

Après avoir vidé la vessie par le cathétérisme et le rectum par un lavement, il faudra reconnaître la position. *Cette dernière règle ne souffre aucune exception : elle est absolue.*

« *B*. La femme ainsi placée, deux doigts de la main gauche accrochent le col utérin par leur face palmaire, La main droite saisit le levier par son milieu, la face convexe de la lame est conduite sur la face dorsale des doigts introduits ; l'instrument pénètre bientôt dans la cavité utérine, son extrémité est tenue en rapport avec la surface convexe de la tête ; il se place tout seul sur l'occiput, il ne doit pénétrer qu'à une hauteur de 3 pouces (0,084 m) la hauteur du pubis n'étant que de deux pouces et demi (0,067) chez la femme bien conformée. Pendant qu'on place le levier, la main qui le tient sent le moment précis, *une espèce de petit choc*, où l'instrument passe derrière le pubis, pour embrasser l'occiput.

« *C.* Dès qu'une douleur survient, de la main droite on élève le manche de l'instrument vers le ventre de la femme, ce mouvement de bascule produit un mouvement de propulsion qui fait passer la tête à travers le détroit supérieur. Cette manière de placer l'instrument est celle que l'on suit à Gand; chaque main occupe la position qui lui convient.

Dans celle qui consiste à placer le levier comme une branche de forceps, *qui est toute française,* la main qui a servi de guide doit s'emparer du manche du levier, dès qu'il est introduit; il n'y a aucun inconvénient à choisir l'une ou l'autre manière. M. Fabbri donne la préférence au procédé français.

Les professeurs Boddaert et Flamant, d'accord sur les bons effets du levier, diffèrent complétement d'opinion quant à la manière d'opérer. Le premier ne fait usage que de la spatule, au manche de laquelle il imprime un mouvement d'élévation qui, combiné avec la contraction utérine, pousse la tête dans la direction de l'axe du point où elle s'était arrêtée : il est bien entendu que ces deux actions sont produites simultanément et qu'elles concourent à faciliter le passage de la tête à travers le bassin.

Le professeur Flamant mettait la protubérance occipitale externe dans l'ouverture de la fenêtre de son levier, et, le tenant ensuite d'une main, il plaçait les doigts de l'autre main contre la tête de l'enfant, pour faire contre-poids à l'action du levier et élever en même temps, en sens contraire, la partie opposée à celle que le levier abaissait : il n'avait sur le levier que les idées incomplètes et superficielles des accoucheurs français; il croyait avoir fait une découverte, parce qu'il avait terminé avec le levier seul, un accouchement (1).

(1) Flamant, op. cit., page 7.

Flamant se trompait, lorsqu'il croyait imiter avec le

M. Fabbri, se sert du *levier français* d'une manière qui paraît différente de celle des médecins de Gand, mais qui, en dernière analyse, remplit le même but : tandis qu'avec une de ses mains il saisit le manche de l'instrument et exerce une traction, l'autre, rapprochée le plus possible de la vulve, sert de point d'appui, pendant qu'il l'élève ; de cette manière, la compression des parties de la femme, par le levier, est de beaucoup diminuée. Il est à la fois levier du premier genre et du troisième. *Voici de quelle manière :*

« Après avoir appliqué la cuiller du levier, ou la spatule sur la tête de l'enfant, la main droite saisit le manche de l'instrument et la gauche est placée sur la branche le plus près possible de la vulve ; les deux mains agissent en même temps, et dans deux directions contraires ; la gauche maintient solidement et sert comme un point d'appui d'un levier du premier genre ; elle empêche ainsi, autant que possible, la compression du pubis ; la droite soulève un peu le

levier aidé de ses doigts l'action du forceps. En effet, dans celui-ci, ce sont deux forces égales et opposées, agissant en sens contraire, qui maintiennent la tête et lui font suivre par la traction le mouvement de translation. Dans le procédé Flamant, ce sont deux forces parallèles, agissant dans des sens opposés sur les extrémités d'une ligne qui passe par le centre d'un sphéroïde ; ces deux forces n'étant pas égales, leur direction est parallèle à celles des composantes, et elles agissent dans le même sens que la plus grande. Dans l'espèce, c'est celle qui est imprimée par le levier. D'un autre côté, le sphéroïde est mobile, le mouvement de translation se produit dans le sens de la plus grande, et il y a, de plus, un mouvement de rotation qui s'ajoute à la translation. Dans ces conditions, si une force parallèle située dans le plan du couple et passant par le centre agit en même temps sur le sphéroïde, alors il y aura à la fois mouvement de rotation et mouvement de translation.

Cette dernière force est la contraction utérine.

En mécanique on nomme *couple* cette réunion de forces.

(*Note de l'auteur.*)

manche et représente la puissance; mais, quand le manche est assez élevé, elle se fixe, elle devient alors le point d'appui d'un levier de troisième genre, dans lequel la puissance est représentée par la main gauche qui presse sur le levier. Quand, par l'action combinée et suffisamment forte, des deux mains, l'accoucheur s'est assuré que le levier est bien placé, alors il exerce la traction lentement et avec attention pendant la contraction qu'il seconde, et il s'arrête pendant le repos de l'utérus, mais les deux mains continuent à agir ainsi que nous venons de le dire. »

« Applicata la cuchiaja o la spatola alla testa, la « destra mano impugna il manico dello strumento, e « la sinistra ne impugna il collo, nella maggiore « prossimità della vulva. Da quel momento le due « mani lavorano d'accordo in due direzioni contrarie. « La sinistra impugna, tiene saldo e deprime il collo « come per fare ella stessa il punto d'appoggio di una « leva di primo genere, e impedire quanto mai può « che il punto d'appoggio diventi il pube. La destra « solleva alquanto il manico e rappresenta la potenza. « Ma quando questo manico è sollevato abbastanza, al- « lora la destra lo mantiene fermo a quel punto, « perchè diventi punto d'appoggio d'una leva di terzo « genere, in cui la potenza è rappresentata dalla mano « sinistra, la quale tiene in pugno e deprime il collo « della leva come dianzi s'è detto. Quando per l'a- « zione bene combinata et abbastanza vigorosa delle « due mani, l'ostetrico può credere que lo strumento « sia applicato a dovere, allora lentamente, con atten- « zione, e secondando le contrazioni ed i reposi del- « l'utero, tira a se, ma le due mani non cessano dalle « azioni di prima (1). »

(1) Giambattista Fabbri, Dell' uso ragionevole della leva nell' ostetricia. Bologna, 1863, pagina 21.

CHAPITRE V.

USAGES PARTICULIERS DU LEVIER DANS LES DIVERSES PRÉSENTATIONS ET POSITIONS DE L'EXTRÉMITÉ CÉPHALIQUE.

1° *La tête est fléchie, présentations du sommet;*
2° *La tête est défléchie, présentations de la face.*

1° Présentations du sommet.

Nous ne suivrons pas, pour la division des positions, l'ordre de fréquence, adopté dans les traités didactiques, mais un ordre symétrique qui réunira entre elles les positions qui exigent le même manuel opératoire pour être modifiées, c'est-à-dire toutes les positions occipito-antérieures ensemble, ainsi des autres. Nous partagerons donc les présentations du sommet en trois classes :

1re *classe.* — Positions occipito-iliaques antérieures divisées en directes et obliques. Ces dernières se subdivisent en droite et gauche.

2e *classe.* — Occipito-iliaques transverses, qui sont gauches ou droites, selon que l'occiput est à gauche ou à droite.

3e *classe.* — Elle comprend les positions occipito-sacrées ou postérieures, directes et obliques divisées comme les antérieures en droite et gauche.

1re CLASSE. — *Occipito-iliaques antérieures.*

1° Position occipito-pubienne directe.

La position occipito-pubienne directe ne peut exister que lorsque la tête est au-dessus du détroit supérieur. Dans l'excavation elle peut être admise comme possibilité; mais elle n'existe presque jamais comme réalité. En effet, l'angle sacro-vertébral, comme le front, présentent deux surfaces courbes qui sont en contact par leur convexité, elles ne se touchent mathématiquement que par un point. Pour que cette position pût être permanente, il faudrait que les centres de ces courbes et le point de tangence fussent sur une même ligne droite, ce qui ne doit jamais arriver; mais, par hypothèse, nous l'admettrons, parce qu'elle nous sert à bien comprendre l'action du levier en allant du simple au composé.

Mécanisme du travail dans les présentations du sommet en position occipito-pubienne directe, au-dessus du détroit supérieur.

Pour une cause quelconque, l'accouchement ne peut pas se faire naturellement, il faut intervenir avec les instruments et c'est le levier qui est préféré.

La loi formulée par M. Pajot, suivant laquelle se font mécaniquement tous les accouchements, divise en cinq temps les périodes pendant lesquelles la tête exécute les divers mouvements qui doivent faciliter sa sortie; les trois premiers et le cinquième sont les seuls sur lesquels l'emploi des instruments puisse exercer une action. Dans la quatrième, il faut seulement empêcher que les parties génitales externes de la femme ne soient déchirées par une sortie trop prompte de la partie fœtale qui se présente la première. Au cinquième, les plus grandes difficultés de l'accouchement sont en partie surmontées, sauf dans les présentations de l'extrémité pelvienne, dans lesquelles la sortie de la tête offre souvent des obstacles tels, que l'art est obligé d'intervenir.

Le premier temps de la loi de M. Pajot dans les présentations du sommet, est ainsi conçu : 1° le temps d'amoindrissement des parties, correspond, dans ce cas, à un temps de flexion, c'est une substitution de diamètres. Faisant l'application de ce principe, voyons ce qui se passe, lorsqu'on fait usage du levier. Cet instrument, placé sur l'occiput, éloigne, par l'élévation de son manche, cette partie des parois du bassin. Le mouvement de propulsion rendu ainsi plus facile, abaisse l'occiput; la contraction utérine qui s'effectue en même temps fixe la partie abaissée. Le premier temps est accompli, le levier a imité complétement le procédé de la nature, et, quelle que soit la position du sommet, il agit toujours de la même manière (1).

La tête a pénétré dans l'excavation, pour les raisons indiquées plus haut, la position devient oblique en réalité. Par hypothèse, nous continuerons à la considérer comme directe.

Par l'action du levier, la flexion s'est opérée, un petit diamètre a été substitué à un grand; il arrive souvent que les forces naturelles peuvent suffire à l'expulsion de la tête, en la forçant à descendre derrière la symphyse pubienne; le levier, en vertu de sa puissance de propulsion, peut amener le même résultat et le forceps, lorsque la flexion est complétée, peut être d'un grand secours et parfaitement inoffensif. Le deuxième temps s'est accompli.

Le troisième, par la nature de la position, s'est confondu avec le second. Enfin, la tête se présente à la vulve en exécutant les mouvements indiqués par les quatrième et cinquième temps. L'accouchement est terminé avec une imitation parfaite du procédé de la nature.

(1) On a dit que la contraction utérine était produite par la présence du levier, et que cet instrument n'avait d'autre pouvoir que de la réveiller; c'est une erreur qu'il faut relever. Pendant l'application du levier, la contraction est intermittente, comme dans l'accouchement naturel, et, lorsqu'elle se produit, au lieu d'agir sur une tête que seule elle ne peut faire avancer, le levier, par les modifications qu'il produit dans les positions, fait que cette force agit utilement. (*Note de l'auteur.*)

2° Positions obliques.

A. Positions occipito-iliaques antérieures, gauche et droite, au détroit supérieur.

Mécanisme. — Lorsque, par une cause quelconque, insuffisance des douleurs, viciation du bassin, la marche de l'accouchement est arrêtée, le sommet étant en position occipito-iliaque gauche antérieure, il peut arriver que la tête est au-dessus du détroit supérieur. Dans ce cas, voici la manière de procéder : L'indicateur et le médius de la main droite sont introduits dans le côté de l'utérus, entre la tête de l'enfant et ses parois, le levier conduit sur sa face palmaire, pénètre facilement ; dès qu'il est introduit, la main droite se porte sur le manche de l'instrument. Le levier sera ramené en contournant la tête le plus près possible de l'occiput ; alors, profitant d'une douleur qui fixera la tête, on élève le manche de cet instrument, et le sommet sera engagé, si ce n'est à la première tentative, ce sera à la seconde, pourvu que les diamètres de la tête et du bassin ne soient pas en disproportion telle, que l'accouchement soit impossible. C'est le premier temps de l'accouchement.

En continuant la même manœuvre et profitant toujours d'une douleur, le deuxième temps s'exécute sans difficulté ; la tête, comprimée sur un seul point par le levier, a tout l'espace nécessaire pour accommoder ses diamètres à ceux du bassin. Le mouvement de flexion s'est complété, et le deuxième temps s'est effectué ainsi qu'il a été formulé.

La rotation interne de la tête, dont le diamètre occipito-frontal se met en rapport avec le diamètre cocci-pubien, est facilitée par le sens de la direction de la propulsion, et termine le troisième temps. Le quatrième et le cinquième s'exécutent presque toujours naturellement et sans l'intervention de l'art ; on voit, d'après ce qui précède, que l'accouchement physiologique et celui dans lequel l'intervention du levier a été nécessaire ont suivi une marche identique.

Expérience clinique. — Le nombre des observations est très-considérable, il y a vraiment embarras de choix. Nous prenons au hasard.

1° Une observation de M. Boddaert.

2° Une observation du professeur Flamant.

1° Je fus appelé chez l'épouse de X..., demeurant rue des Femmes en cette ville, en travail de son premier enfant, et auprès de laquelle je trouvai MM. les docteurs de Brabant et Precèle. Les douleurs duraient depuis plus de 24 heures, et nous constatâmes par le toucher que la poche des eaux était déjà rompue, que la tête de l'enfant était engagée dans le détroit supérieur et se présentait dans la première position du vertex; qu'en outre le diamètre sacro-pubien du détroit supérieur ne mesurait qu'à peu près trois pouces (0,^{m}081). Les douleurs étaient considérablement diminuées. Nous fûmes d'avis de recourir à l'emploi des instruments pour délivrer la femme. Mes confrères, plus familiarisés avec le forceps, proposèrent l'usage de cet instrument. En conséquence M. le docteur de Brabant se chargea d'en faire l'application; mais l'introduction et la réunion des branches furent très-difficiles et très-douloureuses pour la mère. Enfin l'instrument étant bien appliqué, chacun de nous fit des tractions aussi fortes qu'il put. Voyant que, malgré tous nos efforts, la tête ne descendait pas, je proposai à mes confrères d'appliquer le levier. Cette proposition ayant été agréée, je parvins, à l'aide de cet instrument à terminer l'accouchement en moins de dix minutes, sans le moindre accident (1).

(1) Boddaert. *De l'usage rationnel du forceps et du levier*, 1er mémoire, p. 36, observ. II; Gand, 1849.

2° La femme d'un maître culottier de dragons, âgée de 32 ans, d'une constitution délicate, d'une complexion molle et lâche, d'un tempérament lymphatique et nerveux, d'une intempérie de l'utérus froide et humide, avait eu trois enfants dont elle était accouchée heureusement. Les trois premiers mois de sa gestation avaient été troublés par une fièvre tierce, suivie d'un commencement de leucophlegmasie. La sage-femme en chef était auprès d'elle depuis vingt-quatre heures.

Les contractions de l'utérus étaient faibles et rares, et ne faisaient pas engager la tête, encore mobile au dessus du détroit abdominal et dont l'occiput était arrêté au-dessus de la partie interne de la cavité cotyloïde gauche, ce qui formait la première espèce de notre premier genre. (*Occipito-iliaque gauche antérieure.*)

La femme s'affaiblissait et perdait déjà du sang. J'étais près d'elle depuis une heure, et, voyant que le travail n'avançait pas, je l'engageai à se laisser accoucher avec le forceps, que j'envoyai chercher par la sage-femme, qui me l'apporta avec le levier. La malade, qui avait voulu voir l'instrument, en fut effrayée au point de ne vouloir plus consentir à se le laisser appliquer. M'apercevant qu'il n'y avait plus à différer, sinon pour le salut de la mère, au moins pour celui du fœtus, je me fis donner le levier, qu'on passa par dessous les cuisses de la femme, sans qu'elle s'en aperçût. J'introduisis dans l'utérus la main droite, *dont les doigts accrochèrent la protubérance occipitale*, qui fut engagée dans la fenêtre de la cuiller, conduite par la main gauche dans la paume de la main droite, que je fis descendre sur le manche de l'instrument pour pousser le front contre la symphyse ilio-sacrée droite. Je portai ensuite l'indicateur et le doigt du milieu de la main gauche sur les bosses frontales ; je saisis la tige de l'instrument avec le pouce et les deux derniers doigts de la même main, et, après avoir imprimé à la tête le mouvement de bascule, je la serrai assez fortement entre la cuiller et mes deux doigts, pour la faire descendre jusque sur le périnée, en suivant l'axe du détroit supérieur. Je tournai la face dans la courbure du sacrum, et, après un moment de repos, je terminai complétement l'extraction, sans avoir quitté la tête et sans que la femme se fût doutée que je m'étais servi d'instrument. Mes deux doigts avaient fait l'office d'une seconde branche de forceps. L'opération ne fut point difficile, parce que des proportions convenables, existaient entre le bassin et le fœtus, et que les contractions utérines étaient si faibles, qu'elles ne pouvaient apporter aucun obstacle à l'opération (1).

B. *La tête a pénétré dans l'excavation et le mouvement de flexion est complétement opéré.*

Mécanisme. — Dans ce cas, le forceps est très-supérieur au levier, encore que le mouvement de rotation n'ait pas eu le temps de s'accomplir ; le forceps, placé obliquement d'après la méthode française, le détermine facilement, soit par l'introduction d'une de ses branches ou pendant l'articulation, soit pendant la traction ; Mme Lachapelle attribue cette facilité : 1° à la tendance naturelle de la tête à ce mouvement-là ; 2° à la tendance du forceps à se porter sur les côtés du bassin, tendance qui tient à sa forme et à ses courbures (2).

La tête s'écarte quelquefois de cette position avantageuse et alors il n'est pas indifférent de se servir,

(1) Flamant. Mém. sur le levier des accoucheurs, *Journ. compl. des sciences médicales*, t. XXXIX, p. 8, année 1831.

(2) Madame Lachapelle. *Pratique des accouchements*, 2e mém., observ. XVII, p. 181.

soit du forceps, soit du levier, l'un et l'autre ont leurs indications précises.

« La tête, dit M. Boddaert, peut s'écarter de deux manières différentes de cette position favorable, tant dans l'excavation pelvienne, qu'au détroit inférieur; dans le premier cas, *elle ne se fléchit pas sur la poitrine*, et, dans le second, *elle vient se présenter transversalement*. Nous ne nous arrêterons pas à examiner le second cas, qui sera étudié en même temps que les positions transversales. »

Nous emprunterons encore au deuxième mémoire de M. Boddaert, l'explication si rationnelle qu'il en donne.

« Lorsque la tête ne se fléchit pas sur la poitrine, alors on observe que l'occiput, au lieu de s'abaisser, reste, ainsi que la petite fontanelle, derrière le pubis, et que la suture sagittale se dirige en arrière, où l'on peut sentir la grande fontanelle. De cette manière, le diamètre occipito-frontal, qui est plus grand que le vertical, est en rapport avec le diamètre sacro-pubien de l'excavation.

« Cette position vicieuse de la tête s'observe surtout lorsque la partie inférieure du pubis est déjetée en dedans, que la tête de l'enfant est très volumineuse et qu'elle est déjà descendue dans l'excavation pelvienne avant le travail.

« Dans ce cas l'expulsion de la tête se fait encore souvent par les seuls efforts de la nature, mais d'autres fois les plus fortes contractions utérines ne suffisent pas pour l'expulser, et alors on est obligé de recourir aux instruments pour l'extraire. »

M. Boddaert termine en disant :

« Au contraire, le levier étant appliqué sur l'occiput, il la fait descendre (*la tête*) et opère ainsi la flexion de la tête sur la poitrine, comme dans le mécanisme de l'accouchement naturel (1). »

Expérience clinique. — M. Boddaert, dans son deuxième mémoire, page 66, rend compte de trois observations seulement, bien qu'il s'en soit présenté dans sa pratique un plus grand nombre.

« M. Janson père, accoucheur très-expérimenté, me fit appeler, le 13 décembre 1828, auprès de l'épouse de V. D..., demeurant rue Saint-Liéven, n° 102 ; il me rappela que cette femme primipare avait éprouvé, pendant cinq jours, des douleurs extrêmement fortes, qu'après ce temps une inertie complète était survenue, et que, la tête se présentant en première position du vertex, il avait employé le forceps pour l'extraire, mais que, n'ayant pu réussir à délivrer la femme de cette manière, même en faisant les plus fortes tractions avec cet instrument, il m'avait demandé en consultation.

En faisant le toucher, je découvris ce qui suit : Les parties génitales de la femme étaient fortement gonflées, la tête de l'enfant était descendue dans l'excavation pelvienne, sans avoir fait sa flexion sur la poitrine; par conséquent, le diamètre occipito-frontal était en rapport avec le diamètre sacro-pubien de cette même excavation; la partie inférieure des pubis était fortement déjetée en dedans. Mon confrère, grand partisan du forceps, insista pour le réappliquer. J'y consentis, la réapplication de cet instrument étant faite, nous tirâmes alternativement aussi longtemps que nous pûmes, sans faire descendre la tête, et, lorsque nous fûmes tous les deux convaincus de l'inutilité de faire des tractions ultérieures avec cet instrument, il fut enlevé. Alors, avec le consentement de mon confrère, j'eus recours au levier. J'appli-

(1) J. L. Boddaert, ouvr. cit., p. 65-66.

quai cet instrument avec les précautions requises sur l'occiput, et, lorsqu'il était bien appliqué, je pris mon point d'appui sur le pubis gauche, et, en combinant les efforts d'extraction de la tête avec ceux d'abaissement, je parvins à faire passer l'occiput sous l'arcade pubienne et ensuite à extraire toute la tête.

« L'enfant était déjà mort depuis quelque temps; sa tête était extrêmement volumineuse; la mère s'est rétablie très-rapidement après l'accouchement.

C. *La tête est au détroit inférieur.*

Mécanisme. — Lorsque le bassin est bien conformé, il n'y a que chez la plupart des primipares que l'on rencontre de la difficulté, pour la sortie de la tête; ce sont les dernières résistances du périnée qui l'occasionnent le plus ordinairement; si, pour une cause ou pour une autre, on doit avoir recours aux instruments, le petit forceps anglais est celui qu'on doit choisir; dans ce cas *le forceps est préférable au levier.* Mais il n'en est pas toujours ainsi; il peut arriver que le détroit inférieur soit rétréci surtout transversalement. Ce rétrécissement transversal, selon M. Boddaërt (1), peut être occasionné, soit par le rapprochement des branches de l'arcade pubienne et des tubérosités ischiatiques, soit par des excroissances osseuses qui se sont développées sur la partie interne des branches de l'arcade pubienne ou des tubérosités ischiatiques; il est aisé de comprendre que le forceps, appliqué sur les côtés de la tête, augmentera d'autant le rétrécissement de la partie par où elle doit passer; que le levier, occupant moins d'espace et pouvant diriger la tête vers la partie qui lui laisse une place plus grande, sera préférable au forceps.

(1) Boddaert, op. cit. page 66.

Expérience clinique.— Madame S..., âgée de trente-neuf ans, primipare, commença à éprouver les premières douleurs utérines dans l'après-dîner du 15 février 1841.

Ces douleurs d'abord assez faibles, devinrent plus fortes depuis les dix heures du soir; alors les membranes se rompirent et le docteur, qui lui donnait des soins, trouva, par le toucher, que l'enfant se présentait dans la première position du vertex, qu'en outre les os qui forment l'arcade pubienne étaient très-rapprochés. Les contractions utérines continuèrent à être assez fortes pendant la nuit et amenèrent la tête jusqu'au détroit inférieur. Mais elles allèrent en s'affaiblissant pendant la journée suivante et cessèrent complétement vers six heures du soir. On me fit appeler alors, et le toucher me fit connaître que la tête était engagée dans le détroit inférieur, mais qu'elle ne pouvait le traverser à cause du rétrécissement transversal de ce détroit, dont le diamètre bis-ischiatique avait moins de trois pouces: en outre, mon confrère me dit que depuis la veille elle n'était pas descendue. Comme l'inertie utérine était complète et qu'il n'y avait aucun espoir que la tête pût être expulsée par les seuls efforts de la nature, nous nous décidâmes à délivrer la femme à l'aide des instruments. Nous eûmes recours de préférence au levier à cause de la difformité du bassin.

J'appliquai cet instrument sur l'occiput, avec les précautions usitées en pareil cas, et en combinant les efforts de traction et d'élévation, je parvins à faire passer la tête par la partie postérieure de ce détroit et ensuite à l'amener au dehors. L'enfant était mort depuis quelque temps, mais la mère s'est rapidement et parfaitement rétablie. (1)

(1) Boddaërt op. cit. page 58.

III. *Position occipito-iliaque droite.* — Elle exige les mêmes manœuvres que la gauche ; la seule différence qui existe, consiste en ce que la main gauche remplace la droite et réciproquement.

2e CLASSE. — *Positions occipito-iliaques transverses gauche et droite.*

A. *Mécanisme.* — Les positions occipito-iliaques transverses sur lesquelles les auteurs passent trop rapidement, sont d'autant plus intéressantes à étudier, qu'elles mettent le plus souvent l'accoucheur dans la position la plus perplexe, et, qu'après avoir vainement essayé les applications du forceps les plus difficiles et souvent impossibles, il en est réduit à pratiquer soit la céphalatomie, soit une version, presque toujours suivie de la mort, à moins que la tête de l'enfant ne soit d'un très-petit volume ; ainsi Mme Lachapelle, dans l'obs. LXXXII de son 2me mémoire (1) cite le cas d'un enfant venu au monde vivant après la version, mais il ne pesait que cinq livres (2,500 gr.)

Mme Lachapelle appliquait rarement le forceps au-dessus du détroit supérieur, dans les positions transversales ; ce n'était que, lorsque elle y était forcée par l'impossibilité de faire la version, qu'elle essayait d'abord la méthode mixte ou française ; mais le forceps glissait souvent, elle n'employait la méthode allemande que lorsqn'elle ne pouvait faire autrement, et aussitôt que la tête avait franchi le détroit supérieur, elle enlevait le forceps et laissait à la nature le soin d'effectuer le mouvement de rotation interne, et l'accouchement se terminait quelquefois heureusement ; dans quelques circonstances, elle fut obligée de réappliquer le forceps au détroit inférieur ; en raison de

(1) Lachapelle, *Pratique des accouchements*, 2e mémoire, page 355.

l'étroitesse de ce détroit ou pour d'autres causes, elle avait aussi remarqué, sans en tirer aucun profit, le pouvoir modificateur qu'exerçait sur la position, l'introduction des branches du forceps ; en somme cette femme illustre a su en tirer tout l'avantage possible. Les positions transversales de la tête, se rencontrent quelquefois lorsqu'il y a une conformation normale du bassin ; mais lorsque le diamètre sacro-pubien est rétréci et qu'il mesure au moins 0,85, la tête ne peut se présenter à l'entrée du bassin que transversalement et par un diamètre intermédiaire au bi-pariétal et au bi-temporal ; dans ce cas les positions obliques sont impossibles ; voyons maintenant les ressources offertes par la tocologie française, pour secourir la femme et l'enfant. Deux seuls moyens sont employés : 1° le forceps ; 2° la version.

1° Dans les positions transversales on applique le forceps de trois manières différentes : première manière, une branche sous le pubis et l'autre devant le sacrum. C'est tout simplement impossible, malgré l'autorité des auteurs qui le conseillent, parce que si on fait cette expérience sur un bassin naturel bien conformé, la branche postérieure supposée bien placée, et on le peut toujours sur le squelette du bassin, a d'abord une courbure, qui est moindre que celle du sacrum, ce qui augmente le rétrécissement ; elle vient ensuite se placer, sur le grand ligament sacro-sciatique avec lequel elle est en contact, au point de son attache sur les côtés du sacrum. La branche antérieure de son côté, pour qu'elle ne dépasse pas trop le pubis en haut et qu'elle puisse s'articuler, doit porter son entablure très en arrière, et venir rejoindre la branche postérieure. L'impossibilité d'nne pareille manœuvre saute aux yeux de tout le monde : le périnée sera l'obstacle contre lequel viendront échouer de pareilles tentatives ; de plus si 'angle sacro-vertébral est trop saillant, la difficulté sera insurmontable; les plus habiles accoucheurs ont échoué. Mme Lachapelle, J. Baudelocque et M. P. Dubois ont dû y renoncer (1).

Dans la deuxième, *méthode mixte*, la prise du forceps n'est pas solide; il glisse très-souvent, on est forcé de l'appliquer plusieurs fois sans obtenir de bons résultats, et, dans d'autres circonstances il arrive que lorsque l'on articule les deux branches elles prennent naturellement leur place sur les côtés du bassin; c'est alors la troisième méthode, *dite allemande;* pour l'emploi de celle-ci les connaissances en obstétrique sont un luxe inutile, bonnes tout au plus pour les professeurs; un praticien n'en a pas besoin; il lui suffit de savoir que c'est une présentation du sommet et qu'il faut placer une branche à droite et l'autre à gauche; d'être très-fort et de pouvoir porter la force de traction à 100 kilogrammes et plus si l'on peut et l'on est très-habile! mais la tête de l'enfant fortement serrée par les branches du forceps et entre l'angle sacro-vertébral et la partie postérieure du pubis, sera écrasée, il pourra naître vivant, pour mourir quelques heures après, par suite d'épanchement sanguin cérébral; ainsi le bilan du forceps dans les positions transversales, lorsque la tête est au-dessus du détroit supérieur est des plus tristes et la chirurgie française, en patronnant cet instrument dans ce cas, a eu une malheureuse idée.

2° La version moins dangereuse pour la mère, est suivie de la mort de l'enfant, bien plus souvent qu'on ne le dit dans les statistiques. Il ne reste plus, en France, qu'à pratiquer la céphalotomie.

Le levier ne réussit pas toujours, c'est vrai, mais,

(1) Mme Lachapelle op. cit. obs. II, page 266, et obs. LXXXIII, page 356; *Journal de Médecine et de Chirurgie pratique*, livraison de septembre 1854, page 404.

quand le forceps a échoué on a encore beaucoup de chances de conserver la vie de la mère et de l'enfant: s'il en est ainsi, on serait coupable de n'en pas faire usage.

M. Ch. Coppée formule ainsi les règles de son application au détroit supérieur. « La manière la plus facile d'appliquer le levier est d'introduire la lame sous l'arcade des pubis et de prendre pour point d'application l'apophyse mastoïde ou un point qui en est rapprochée. Par les efforts qu'on imprime à l'instrument, la tête traverse le détroit supérieur dans sa position transversale, et, arrivée dans l'excavation la force s'exerçant sur l'apophyse mastoïde ou sur un point qui en est rapproché, la face tend à se diriger en arrière et l'occiput opère son mouvement de rotation en avant.

« Une autre manière de se servir du levier consiste à l'appliquer sur l'occiput, à l'entraîner à travers le détroit supérieur en s'abaissant, c'est-à-dire à changer la position transversale en position occipito- antérieure. Cette manœuvre réussit aussi, mais comme alors le levier est appliqué au delà du milieu du diamètre occipito-frontal, s'il se rapproche trop de l'extrémité occipitale, il est sujet à glisser ; d'un autre côté la force appliquée sur l'occiput, tout en l'abaissant tend aussi à la porter en arrière, tandis que la face serait amenée en avant; c'est donc s'exposer à changer une position transversale, en une position occipito-postérieure, ce qui est toujours désavantageux..... » et plus loin il ajoute : « Il nous est maintes fois arrivé de percevoir, à travers le levier, une espèce de choc au moment ou la tête franchissait un pareil détroit. »

Dans les positions transversales, comme dans beaucoup de cas, le plus difficile c'est de faire passer la tête à travers le diamètre sacro-pubien rétréci, sa position loin d'être un obstacle est au contraire une circonstance favorable : en effet, ainsi que nous l'avons établi plus haut, le diamètre de la tête qui est en contact avec le diamètre sacro-pubien n'est ni le bitemporal qui est de 0,080, ni le bi-pariétal de 0,95. Il est entre les deux, il doit être d'une étendue de 0,087 à peu près ; d'un autre côté, la tête peut se réduire d'une manière très-appréciable par le chevauchement des deux pariétaux et le levier occupe une trop petite place pour qu'il soit un obstacle : dans ce cas la spatule de Gand est appliquée sur l'apophyse mastoïde ou en un point qui s'en rapproche, réduit assez la tête par les mouvements d'élévation de son manche, lui imprime un mouvement de propulsion, lui fait franchir le détroit supérieur et elle pénètre dans l'excavation. La grande difficulté est surmontée.

Dans la deuxième manière indiquée par M. Coppée, nous préfèrerions nous servir du levier français, parce que la protubérance occipitale externe, engagée dans la fenêtre de l'instrument, est maintenue solidement ; en employant la méthode de traction de M. Fabbri, la tête serait soumise à l'action de deux forces dont l'une la porterait de haut en bas et l'autre d'arrière en avant : la résultante de ces deux forces produit l'abaissement de l'occiput ou la flexion de la tête sur la poitrine et sa rotation, pour prendre ensuite une position oblique, et en définitive venir se placer sous l'arcade pubienne ; mais, pour que cette position pût être obtenue, il faudrait que la tête eût dépassé le rétrécissement. Il est donc plus prudent d'entraîner la tête dans l'excavation en lui conservant sa position transversale, sauf à lui faire prendre, plus tard, la position qui conviendrait le mieux pour faciliter son expulsion définitive : ce qui se fait aisément avec le levier. Il arrive quelquefois que la nature seule termine l'accouchement une fois que la tête a pénétré dans l'excavation ; si le mouvement de flexion accompli, la rotation interne ne se faisait qu'imparfaitement, on pourrait à la rigueur se servir du levier; mais dans l'excavation on pourrait, avec autant de succès, employer le forceps qui ne serait plus appliqué sur une position transversale; mais sur une tête placée en position plus ou moins oblique ce qui a été fait avec succès par des accoucheurs d'un grand mérite.

. . . .

Observation clinique. — « Le 29 juin 1859, à six heures du soir, un confrère me pria de venir voir une primipare en travail depuis le 28. Cette femme avait les membres inférieurs infiltrés et il y avait œdème des grandes lèvres. Mon confrère me dit qu'il avait déjà appliqué le forceps à différentes reprises, qu'il avait fait des tractions énergiques, et que l'instrument avait glissé; je constatai, en effet, une déchirure incomplète du périnée. Je trouvai près de la vulve une grande bosse sanguine simulant un hydrocéphale, mais en introduisant la main, je sentis que la tête n'avait pas franchi le détroit supérieur qui me parut rétréci. Elle était en position occipito-iliaque gauche transversale. Sur l'invitation de mon confrère, j'appliquai le levier, et en peu d'instants j'amenai un enfant mort-né d'un volume ordinaire; sur un des côtés de la face, le forceps avait laissé des empreintes et produit d'assez fortes ecchymoses (1). »

Nous avons pu vérifier l'exactitude du précepte de M. Coppée. Le 22 octobre 1869, nous fûmes appelé par une sage-femme pour assister une primipare qui était en travail d'enfant depuis quatre jours. Nous constatâmes une position transversale de la tête, l'occiput était à gauche, il y avait un rétrécissement moyen du diamètre sacro-pubien (neuf à dix centimètres), la spatule fut appliquée sous le pubis, et exécutant la manœuvre indiquée, la tête pénétra dans l'excavation, le

(1) Ch. Coppée, op. cit., p. 30.

levier porté ensuite sur l'occiput détermina la flexion puis la rotation, et l'accouchement fut rapidement terminé. L'enfant ne présentait que des traces insignifiantes de l'action du levier sur les points d'applications.

Poids de l'enfant . . . . 4 k. 500
Taille . . . . $0^m,50$

Diamètre :	Occipito-mentonnier.	$0^m,15$
—	Occipito-frontal	$0^m,12$
—	Sous-occipito-bregmatique	$0^m,10$
—	Bipariétal	$0^m,09$
—	Bitemporal	$0^m,08$
—	Trachélo-bregmatique.	$0^m,12$
—	Fronto-mentonnier	$0^m,10$

Positions occipito-iliaques transverses dans l'excavation. — *Mécanisme.* — Lorsque la tête est descendue et qu'elle a conservé sa position transversale, elle dévie, dit M. Boddaert, de sa position normale, non-seulement à cause de sa position transversale, mais aussi parce qu'elle est encore située horizontalement. C'est aussi pour ces motifs que l'on peut, non-seulement employer le levier dans ce cas pour délivrer la femme; mais que souvent il arrive que l'emploi de cet instrument est alors plus avantageux que celui du forceps, surtout lorsque la tête occupe le haut de l'excavation pelvienne.

Dans ce cas, on peut se servir du levier, soit pour donner une position convenable à la tête de l'enfant, soit pour l'amener au dehors.

Dans le premier cas, on applique le levier sur l'occiput, et on tâche, par les mouvements qu'on lui imprime, à l'amener sous la symphyse pubienne et en même temps de l'abaisser pour faire fléchir la tête sur la poitrine; si les contractions utérines sont revenues par l'application de l'instrument, on peut abandonner l'expulsion de la tête aux efforts de la nature, ou bien on peut avoir recours au forceps pour l'extraire quand on craint de déchirer le périnée.....

On doit toujours modérer les efforts à mesure que la tête distend le périnée, afin d'en prévenir la déchirure et même les cesser entièrement, lorsqu'elle dilate fortement la vulve (1).

Observation clinique. — Marie....., âgée de vingt-quatre ans, primipare, d'une constitution robuste, commença à ressentir les premiers signes du travail pendant la nuit du 1er au 2 octobre 1840, et me fit appeler le jour suivant, vers six heures du matin. En l'examinant alors, je trouvai que l'orifice utérin était complétement dilaté, que les douleurs utérines étaient fortes et que pour le reste l'état de la femme était assez satisfaisant. Peu de temps après les membranes se rompirent et je découvris, par le toucher, que la tête était descendue dans l'excavation pelvienne, qu'elle se présentait transversalement, de manière que l'occiput était à droite et plus élevé que le front, qui était à gauche, et que l'oreille était située derrière le pubis droit. Après la rupture des membranes, les contractions utérines augmentèrent en intensité jusqu'à dix heures du matin. Comme la tête restait à la même place, je fis prendre un bain à la femme et je fis des efforts assez considérables, avec la main, pour changer la position désavantageuse de la boîte osseuse. Depuis ce moment les douleurs diminuèrent graduellement; à quatre heures de l'après-dîner, elles cessèrent complétement. La tête restant toujours immobile, je proposai à la famille de vouloir bien m'adjoindre un confrère pour consulter avec moi sur ce qu'il y avait de mieux à faire dans ce cas. Après la consultation nous fûmes d'accord de recourir au

(1) Boddaert, op. cit., p. 85.

levier pour amener la tête au dehors. La femme étant convenablement placée, j'introduisis le levier par le côté droit du bassin, pour pouvoir l'appliquer sur l'occiput et prendre mon point d'appui sur la branche droite du pubis; lorsque tout fut ainsi disposé, je fis des efforts d'extraction et d'élévation pendant les douleurs qui étaient un peu revenues, et en répétant ces efforts pendant un demi-quart d'heure, je parvins à amener l'occiput sous la symphise pubienne, et ensuite la tête jusqu'à ce qu'elle dilatât les parties génitales externes. Alors, pour prévenir la déchirure du périnée, je retirai l'instrument et la tête fut expulsée par la douleur qui suivit.

L'enfant était déjà mort depuis quelque temps. Il n'avait, non plus que la mère, souffert la moindre lésion.

Position occipito-iliaque tranversale droite et gauche. — *G.* Les positions transversales au détroit inférieur sont assez rares, le manuel opératoire est le même que celui que nous venons de décrire; aussi nous croyons inutile de pousser notre examen plus loin.

3e CLASSE.

1° Positions occipito-sacrées directes et obliques.

Le diagnostic des positions occipito-postérieures n'est pas, à beaucoup près, aussi facile à établir qu'on le dit dans les traités d'accouchements, surtout lorsqu'on est appelé, comme cela arrive le plus souvent, après que le travail est commencé depuis quelque temps et que la tumeur sanguine a pu se former sur la tête de l'enfant; on cherche alors vainement la grande fontanelle qui est précisément recouverte par cette tumeur, et lorsque pour cette cause on ne peut pas bien reconnaître la position, malgré l'introduction de la main; une position occipito-postérieure est plus que probable. Si dans ces cas on applique le forceps et que l'on veuille bien suivre les mouvements que la tête lui imprime sans chercher à les diriger, ce qui nous paraît plus rationnel, on remarque que le mouvement d'élévation des manches se fait bien plus tôt que dans les positions occipito antérieures, en effet : la tête saisie solidement par le forceps obéit à l'action de deux forces; celles des branches qui la compriment et la maintiennent fixe; en second lieu à la force de traction qui a son point d'application sur l'occiput et le forcent à parcourir la courbure du sacrum et le plancher du périnée, ce mouvement ne peut avoir lieu sans une flexion forcée : du reste les accoucheurs prudents suivent plutôt les mouvements des branches du forceps qu'ils ne les dirigent, et quand ils manifestent une pareille prétention, ils se flattent.

1° *Position occipito-sacrée directe.* — Comme la position occipito-pubienne directe, et pour les mêmes raisons; elle ne peut rester telle qu'au-dessus du détroit supérieur. Dès que la tête pénètre dans l'excavation, elle prend immédiatement une des positions obliques dont nous allons nous occuper.

2° Positions obliques.

Positions occipito-iliaques droite et gauche postérieures.

Au détroit supérieur, les positions occipito-iliaques postérieures ont été dans ses derniers temps l'objet de controverses sérieuses, parce qu'en France on ne connaît qu'un mode de terminer les accouchements difficiles; c'est la traction pure par le forceps : quant à modifier la position, on ne le peut que très-difficilement, et, en faisant courir beaucoup de dangers à la femme et à l'enfant. Cette opinion est catégoriquement exprimée par M. le professeur Villeneuve, de Marseille, dans un article inséré dans la *Gazette médicale de Paris* du 4 janvier 1868, et les accoucheurs de bonne foi ne pourront pas s'empêcher de reconnaître combien ses vues sont justes et vraies.

D'après Nœgelé et les modernes, les positions qui nous occupent se transforment, pendant l'accouchement naturel, en occipito-antérieures de même nom, et il se termine par l'apparition de l'occiput sous la symphyse pubienne. C'est là la marche la plus ordinaire; plus rarement, la position reste la même pendant tout le cours du travail, et la tête se fléchit fortement sur la poitrine; alors, l'occiput vient se dégager au-devant du périnée; il peut même arriver qu'il n'y ait pas la moindre déchirure à la fourchette. Nous ne parlons pas du dégagement du front sous le pubis précédant celui de l'occiput : ce doit être une exception très-rare.

Lorsque l'art est forcé d'intervenir, on ne saurait mieux faire que d'imiter les procédés de la nature. Cela est-il possible avec le forceps? Évidemment non. Cet instrument, par sa nature et par sa forme, *est un tracteur puissant*, il ne peut qu'arracher violemment la tête de l'utérus et rien de plus. L'application antéro-postérieure au détroit supérieur est matériellement impossible, même avec le forceps droit ou tout autre. Il ne reste d'autre ressource pour sauver la mère, que le sacrifice de l'enfant, et la mère court de bien grands dangers, parce qu'on ne se décide pas à recourir à ce moyen extrême, sans l'avoir tourmentée par de longues et pénibles manœuvres. Il existe un instrument qui imprime sans danger et facilement, les modifications que la nature fait subir à la tête pendant l'accouchement normal, c'est le *levier*. Il détermine et aide la grande rotation qui transforme la position occipito-postérieure en antérieure, et, si la tête tend plutôt à se fléchir, c'est un auxiliaire précieux qui, bien dirigé, amènera à bonne fin la terminaison du travail, sans contrarier le moins du monde la marche de la nature.

Le levier français doit être exclusivement employé dans les positions occipito-postérieures, parce qu'il se place sur l'occiput, où il prend un point d'appui solide et qu'il peut produire directement les mouvements et modifications que doit subir la position pour rendre la sortie de la tête plus facile.

Nous possédons peu de documents écrits sur l'action du levier français dans les positions occipito-iliaques postérieures ; d'abord elles ne sont pas très-communes, et puis, la spatule dont on se sert presque exclusivement à Gand, est peu propre à cet usage. Il y a bien une spatule fenêtrée, mais elle est de même courbure et de même dimension que celle dont on se sert habituellement. On n'applique presque jamais le levier sur l'occiput, ce qui, selon M. le professeur Coppée, serait difficile et exposerait l'instrument à glisser, ou pousserait à porter l'occiput complétement en arrière et rendrait ainsi l'accouchement plus difficile (1). Nous ne connaissons qu'une observation de M. Boddaert, une de M. Coppée où l'on se soit servi de la spatule.

Le levier français a été peu expérimenté, et le professeur Flamant, qui paraît l'avoir souvent employé, avait des notions fort vagues sur cet instrument ; il ne l'estimait qu'à cause de la facilité de son application, qu'il pouvait cacher aux femmes ; cependant, il avait remarqué sa supériorité sur le forceps, quand la tête était au-dessus du détroit supérieur ; du reste, il avait à l'égard du levier des connaissances qui ne dépassaient pas de beaucoup celles des accoucheurs de son époque ; mais plus hardi qu'eux il l'avait expérimenté, et nous avons de lui l'observation d'un accouchement terminé par le levier français, la tête étant en position occipito-iliaque droite postérieure.

(1) Ch. Coppée, op. cit., p. 27.

M. Fabbri a étudié sérieusement le levier français, ses expériences laissent peu à désirer, et il a cherché à imiter, autant que possible, la marche de la nature ; il est fâcheux qu'il n'ait pas publié d'observation ; mais cela n'infirme en rien ce qu'il a mathématiquement démontré.

Lorsque la tête est encore mobile au-dessus du détroit supérieur, on se sert du levier, que l'on introduit par le procédé français, décrit ainsi par Flamant, pour la position qui nous occupe : « On con- « duit avec la main droite, la cuillère du levier dans la « paume de la gauche, position occipito-iliaque droite « postérieure (et *vice versa* pour la gauche), qui la fixe « sur l'occiput, et descend saisir le manche de l'instru- « ment, et deux doigts de la main droite, portés sur « les bosses frontales, forment le forceps avec lequel « on serre la tête et on l'attire dans l'excavation (dans « le paragraphe suivant, on lit : deux doigts soulèvent « les bosses frontales) ; cette manœuvre, aidée par la contraction utérine, fait pénétrer la tête dans l'excavation et l'y fixe. Flamant, comme tous les accoucheurs français, ne voit que la traction comme moyen de terminer un accouchement, et, bien que dans l'observation rapportée page 12 de son Mémoire, il ait vu une rotation naturelle de la tête, changer, sous ses yeux, une quatrième position en deuxième, il ne se doute pas que son levier puisse produire un pareil effet, et que ce soit là une condition de succès.

La tête est dans l'excavation, sa position n'a pas changé ; le levier, en raison de sa forme et de la direction des forces qu'il met en action, produira tous les phénomènes qui s'observent dans l'accouchement le plus naturel ; en effet, sa fenêtre étant bien fixée sur la protubérance occipitale et employant le mode de traction indiqué par M. Fabbri ; la tête est alors soumise à l'action simultanée de deux forces, dont l'une agit de haut en bas et complète la flexion, et l'autre d'arrière en avant, laquelle ne peut produire qu'un mouvement de rotation de l'occiput en avant, puisque le point d'application est éloigné du centre de gravité et qu'elle agit obliquement.

C'est en effet ce qu'on observe quand on fait des expériences. Il peut même arriver que le changement de position s'exécute sans peine et très-rapidement. Il n'en est pas toujours ainsi; la grande rotation interne peut ne pas s'exécuter; alors, sous l'action du levier, la tête se fléchit très-fortement et l'occiput vient se dégager au-devant du périnée.

M. Fabbri obtient directement le mouvement de rotation par une application latérale du levier qu'il convertit peu à peu en antérieure, à mesure que l'occiput s'avance en s'abaissant vers cette partie du bassin; nous empruntons à son Mémoire la description de son procédé : « Le levier courbe est introduit au centre de « la vulve, la cuillère doit s'appliquer en travers sur « la partie la plus basse de l'occiput, presque à la nais- « sance du cou, comme le feraient deux doigts qui « voudraient tenir solidement cette partie de l'occi- « put, » et pour réussir, il vaut mieux y conduire d'abord la cuillère latéralement, en la guidant avec les doigts de l'autre main, et la faire passer peu à peu au-dessus de la protubérance occipitale qui en se plaçant dans la fenêtre du levier forme ainsi une prise solide (1).

L'instrument est alors saisi avec les deux mains de la manière indiquée (2), on cherche à faire tourner l'occiput en avant.

(1) Voir page 37.

(2) Colla leva più curva disegnata nella tavola 1ª, fig. 2ª, si può ottenere la stessa causa seguendo un altro tenore: La cucchiaja deve andare ad applicarsi in traverso sulla parte più bassa dell' occipite (quella con cui s'innesta la

Dans ce cas, le mouvement d'élévation du manche, plusieurs fois répété est très-nécessaire, afin de renouveler la prise de l'instrument et d'empêcher l'extrémité de la cuillère d'abandonner la protubérance sur laquelle elle prend son point d'appui ; par conséquent, éviter le glissement du levier pendant la traction.

Nous possédons peu d'observations sur l'emploi du levier français, parce que à Gand on ne l'employait jamais et que dans les autres pays on ne connaissait pas le forceps. Nous rapporterons cependant une observation de Flamant, dans laquelle la tête en position occipito-iliaque postérieure a été fortement fléchie, et l'occiput est venu se dégager au-devant du périnée.

Expérience clinique. — Une sage-femme me fit appeler pour une pensionnaire primipare en travail depuis deux jours. La tête était dans l'excavation depuis douze heures, pressant fortement le périnée qui menaçait de se rompre. La suture bi-pariétale était parallèle au diamètre coccipubien, et l'on sentait déjà l'angle postérieur de la fontanelle bi-parieto-frontale sous la symphyse des pubis ; deux doigts de la main gauche ne pouvaient faire remonter le front, tandis que le périnée et la tête soutenue dans la main droite,

sommità del collo) proprio in quella guisa che farebbero due dita, colle quali s'intendesse d'acchiappare quella più bassa parte dell'occipizio (v. tav. 2ª fig. 2ª). E per riuscire a ciò, il meglio è forse di condurre la cucchiaja, prima di lato (sempre colla scorta d'alcune dita dell'altra mano) ; poi di farle sormontare bel bello la protuberanza della detta regione, sino a che arrivi sul luogo indicato e vi faccia buona presa. Impugnato allora lo strumento nella maniera consueta, con ambedue le mani si tira l'occipite all'innanzi. In questo caso l'innalzamento a più riprese del manico è più che mai necessario affinchè l'estremità della cucchiaja, sdrucciolando ogni volta al di là del punto toccato da principio rinnovi tratto tratto la presa e così possa evitarsi che la leva sfugga nell'atto di tirare. (Giambattista Fabbri, op. cit. pag. 60.)

n'obéissaient pas à la pression que j'imprimais d'arrière en avant à la tête pour produire un petit mouvement de bascule propre à ramener l'occiput devant la fourchette. Toutes mes tentatives furent vaines. Alors faisant relever le bassin de la femme et soutenir ses cuisses peu fléchies, je pressai sur le périnée avec la main droite ; de la main gauche je fis glisser la cuillère du levier entre le périnée et le sommet de la tête, je la poussai jusque sur l'occiput, et, lorsqu'il fut bien saisi, je passai la tige de l'instrument dans ma main droite; l'indicateur et le doigt du milieu sous la symphyse du pubis pressèrent sur les côtés de la fontanelle tandis que je tirais sur l'occiput, et je parvins à faire sortir la tête, sans autre accident qu'une légère déchirure de la partie antérieure du périnée (1).

Positions inclinées.

Les diverses inclinaisons de la tête sont rarement un obstacle sérieux qui s'oppose à la terminaison de l'accouchement, et, le levier appliqué au côté opposé à celui qui est incliné réussit toujours à régulariser la position. « Il peut encore se faire, dit M. Hyernaux, que dans une présentation de l'épaule avec ou sans sortie du bras, la tête, fortement inclinée, se rapproche ainsi du détroit supérieur et en occupe une certaine portion ; il serait alors plus sage de chercher d'abord à ramener l'extrémité céphalique au centre de ce détroit, soit avec la main, soit avec *l'aide du levier*, et d'en faire extraction avec cet instrument ou avec le forceps ordinaire (2). »

Nous avons, sans connaître le précepte formulé par M. Hyernaux, appliqué le levier pour un cas de ce

(1) Flamant, *Journ. compl. des sciences médicales*, t. XXXI, p. 9.

(2) Hyernaux, *Traité pratique de l'art des accouchements*, p. 651. Bruxelles-Paris, 1866.

genre, et nous aurions réussi à amener au monde un enfant vivant, si un forceps placé on ne sait comment, glissant toutes les fois que la traction était un peu forte, immédiatement réintroduit et cela pendant plus de deux heures sans désemparer. n'eût produit sur l'enfant des lésions incompatibles avec la vie. Au moyen du levier, au bout de dix minutes à un quart d'heure tout au plus, nous mîmes au monde un enfant encore vivant. C'est depuis ce moment que nous nous sommes livré à une étude sérieuse du levier. (Voyez *Arch. gén. de médecine,* 1868, vol. 2, p. 39 (1).

Expérience clinique. — S. Gay, 25 ans, domiciliée à Charenton, rue de Paris, 51, primipare, est prise de douleurs de l'enfantement le 5 avril 1869, à quatre heures du soir, Mme Feuillet, sage-femme très-prudente et cela n'est pas commun chez ces dames, fut mandée à onze heures du soir; le travail était bien établi, puisque la sage-femme passa la nuit auprès de la parturiente. La poche des eaux perça à six heures du matin, et la dilatation fut complète vers dix heures. Les douleurs vraiment énergiques commencèrent à quatre heures du matin; enfin à une heure de l'après-midi, la sage-femme me fit demander en me recommandant de ne pas oublier le forceps; à un premier examen, nous constatâmes une présentation du sommet en position occipito-iliaque gauche antérieure.

(1) Dans le *Dictionnaire encyclopédique des sciences médicales*, à la fin de l'article LEVIER, on a accusé M. Hyernaux d'être *appréciateur indulgent* du levier, *par sentiment national,* comme si pour le bien de la pauvre humanité, la science avait et pouvait avoir des frontières, ainsi qu'il nous l'écrivait dernièrement. Son ouvrage est un des meilleurs traités qui aient été publiés dans ces dernières années, et quand il parle du levier, ce n'est qu'avec circonspection; mais il lui rend justice. Nous profitons de cette note pour exprimer à M. Hyernaux la haute estime que nous avons pour son ouvrage. *(Note de l'auteur.)*

La suture sagittale était haut placée et parallèle à la partie gauche de la marge du bassin de la femme ; notons en passant que la fontanelle postérieure est souvent ossifiée et qu'il est difficile alors d'en déterminer la place ; l'occiput était derrière le pubis du côté gauche ; la bosse pariétale du côté droit du fœtus occupait le centre du bassin ; la femme était fort épuisée par la longueur et l'énergie des contractions utérines. Depuis 4 heures du matin la tête n'avait pas avancé d'une ligne ; il fallait donc intervenir.

C'était une position iliaque gauche antérieure fortement inclinée sur son pariétal postérieur. C'était un cas d'application du levier s'il en fut jamais : aussi ce fut l instrument choisi, et nous donnâmes la préférence à la spatule de Gand.

Nous plaçâmes alors la femme dans la position requise pour l'emploi du levier, et ce dernier fut introduit sur l'occiput derrière la branche gauche du pubis, par la méthode française. Imitant la manœuvre des médecins de Gand, nous soulevâmes un peu le manche ; immédiatement la tête compléta son mouvement de flexion et progressa un peu, mais resta toujours inclinée : en promenant l'extrémité du doigt indicateur, on sentait parfaitement la nuque et l'occiput et on reconnaissait que l'obstacle était situé sur la partie gauche du bassin.

Le levier fut alors introduit de ce côté, et un bien petit mouvement d'élévation du manche détermina la régularisation de la position, et la tête sortit *sans traction aucune ;* bien plus, nous eûmes à peine le temps de déposer le levier pour soutenir le périnée. La manœuvre avait duré vingt minutes en tout.

Ce fait, a beaucoup étonné la sage-femme qui nous assistait ; il s'observe tous les jours à Gand.

L'inclinaison de la position avait tout à fait entravé le travail. La femme était d'ailleurs bien conformée ; les contractions étaient énergiques. Dès que la position a été régularisée, l'accouchement s'est fait tout seul. L'enfant ne portait aucune trace du levier; la basse sanguine occupait le pariétal droit exclusivement.

Diamètre de la tête occipito-frontal $0^m,12$
— occipito-mentonnier . . . $0^m,14$
— bi-pariétal . . . . $0^m,08$
— trochelo bregmatique . . $0,^m10$

Poids de l'enfant 4,050 gr.
Taille $0^m,50$.

Aujourd'hui 14 avril l'enfant est vivant, et la mère n'a éprouvé aucun accident.

Depuis que ces lignes sont écrites, nous avons eu l'occasion de faire la version céphalique à l'aide du levrier; c'est l'objet d'un mémoire, presque terminé, que nous comptons présenter à la Société de médecine de Gand et que nous publierons à la suite du présent travail.

2° La tête est défléchie. — Présentation de la face.

Les présentations de la face ne sont pas communes; les statistiques établissent qu'il y a une présentation de la face sur 204 : 1 : 204. « Les anomalies de direction dont elle (la face) peut devenir le siége, dit M. Joulin, doivent donc être excessivement rares, et il faut avoir recours, pour admettre certaines d'entre elles, plutôt à la théorie des possibilités (et par cette raison seulement qu'elles existent pour le sommet) qu'à l'observation clinique, qui en fournit de trop rares exceptions pour les ériger en règle...... Je ferai d'abord remarquer qu'il faut absolument, pour être méthodique retrancher la variété frontale des présentations de la face, puisqu'elle ne diffère en rien de la même variété appartenant au sommet.

On pourrait objecter peut-être que la caractéristique se tire du mode de terminaison et que la conversion de cette situation transitoire indique dans quelle présentation il faut la ranger. Cette explication ne saurait être admise, parce que la détermination de la présentation doit être faite au début du travail, et non pas lorsqu'il tire à sa fin (1). »

La marche du travail dans les présentations de la face est identiquement la même que dans les présentations du sommet ; on observe seulement que le menton représente l'occiput ; et comme ce dernier, il tend à se porter sous l'arcade pubienne à la fin du travail, quel que soit le point de la circonférence du bassin ou il ait été placé au commencement. Lorsque le travail marche régulièrement, la terminaison par les seules forces de la nature est assez ordinaire, seulement il est un peu plus long que dans les présentations du sommet, et l'enfant est plus exposé à périr par suite de cette longueur ; on est alors obligé d'intervenir. Le nombre des cas dans lesquels on est obligé de recourir aux instruments est restreint ; nous n'étudierons, par conséquent, que les positions qui se présentent le plus souvent dans la pratique et qui, de l'aveu de tous les accoucheurs, présentent le plus de difficultés pour la terminaison du travail.

Présentation de la face au-dessus du détroit supérieur quelle que soit sa position. — Quand la face n'a pas encore traversé le détroit supérieur, MM. Boddaert, Coppée et Fraeys donnent la préférence au levier.

Les motifs qu'en donne M. Boddaert sont :

1° Le levier peut imprimer plus facilement que le forceps à la face les mouvements qu'elle doit subir, pour être extraite selon le mécanisme de l'accouche-

(1) Joulin *Traité complet d'accouchements*, page 516. Paris, 1867.

ment naturel ; 2° qu'il peut aussi mieux que le forceps diriger la face et le reste de la tête dans la direction de l'axe du détroit supérieur ; 3° qu'étant plus simple, il est plus facile à appliquer ; de plus, la tête étant souvent située transversalement, on serait obligé d'appliquer une cuillère du forceps sur la partie antérieure du cou et l'autre sur le vertex : d'un autre côté, M. le professeur Coppée dit : « Le levier est appliqué facilement dans les positions de la face au détroit supérieur. On l'introduit facilement sous l'arcade pubienne ; la lame se pose à plat sur les parties latérales de la tête de l'enfant et en faisant basculer l'instrument, la tête descend avec une facilité étonnante. *Nous croyons pour notre part que le levier est le seul instrument qui devrait être employé dans les présentations de la face pour faire passer à la tête le détroit supérieur et amener le menton dans l'arcade pubienne.* » On pensera peut-être que ces préceptes, qui sont le résultat d'une longue pratique et qui sont admis par tous les accoucheurs qui ont employé le levier, sera acceptée par les médecins français, erreur ! ils vous répondront que ce sont des *assertions ;* quant à essayer ces manœuvres qui conservent tant d'enfants en Belgique, ils n'y consentiront que bien difficilement ; ils ont une foi robuste dans le forceps qui a deux branches, tandis que e levier n'en a qu'une ; cela répond à tout ; l'observation, l'expérience, la vie des mères, celle des enfants, seront sans influence pour chasser de leur esprit la confiance et le culte qu'ils ont voué au forceps ; ils ne chercheront même pas à vérifier ce que tout le monde sait à Gand : quant à expérimenter pour savoir si ceux qui se servent du levier ont tort ou raison, à quoi bon ! Levret, qui avait fait un forceps qui porte son nom, et Baudelocque qui, pour un autre motif, ne voulut jamais employer le levier, bien qu'il connût parfaitement on action, ont tous les deux, pour des motifs intéressés, *absolument* banni de la pratique cet utile instrument, et la tradition se continue depuis cent ans, sans que personne se soit ému de l'étonnement que produit de l'autre côté de la frontière notre persistance à nier ce qui est évident pour tous.

« Le levier est appliqué facilement dans les positions de la face au détroit supérieur. On l'introduit facilement sous l'arcade pubienne, la lame se pose à plat sur les parties latérales de l'enfant, et, en faisant basculer l'instrument, la tête descend avec une facilité étonnante (1). »

« On place cet instrument sur la partie latérale de la tête et sur l'occiput, et on tâche, en l'extrayant, de lui imprimer tous les mouvements qu'elle doit subir dans le mécanisme des accouchements de la face ; on a soin aussi d'agir de manière que l'une partie de la face ne descende pas plus que l'autre (2). »

Ces préceptes, formulés par des accoucheurs aussi éminents qui les mettent journellement en pratique, sont cependant peu connus, nous voulons bien le croire ; car on ne peut pas expliquer autrement l'*horreur instinctive* qu'inspire le levier aux accoucheurs français.

Observation clinique. — Nous sommes vraiment embarrassé de choisir, parmi les observations qui sont en assez grand nombre, dans les mémoires de MM. Boddaert et Coppée ; nous prenons au hasard la première de M. Boddaert.

« L'épouse de ....., demeurant rue aux Draps, dans cette ville (Gand), ressentit les premières contractions utérines le 12 août 1829, et fit appeler M. Janson père. Cet accoucheur observa, après la rupture des membranes, que l'enfant se présentait au détroit supérieur

(1) Ch. Coppée, op. cit., p. 43.
(2) Boddaert, op. cit. page 102.

dans la première position de la face et que le diamètre sacro-pubien de ce détroit n'avait que trois pouces. La femme continua à avoir des douleurs assez fortes pendant le reste de la journée et la nuit suivante; mais dans la matinée du 13, elles s'affaiblirent, et elles cessèrent complétement à midi. A cinq heures de l'après-dîner, mon confrère crut devoir recourir au forceps pour terminer l'accouchement. Mais malgré les tractions les plus fortes faites avec cet instrument, il ne put parvenir à amener la tête de l'enfant au dehors. C'est alors qu'il me fit appeler. Après nous être concertés sur la conduite à tenir, nous convînmes de faire un nouvel essai avec le forceps, mais tous nos efforts furent vains; nous ne pûmes faire descendre la tête. Alors je proposai à mon confrère de recourir à l'emploi du levier. Cette proposition ayant été agréée; j'employai cet instrument avec les précautions indiquées, et au bout de quelques minutes, je parvins à amener la tête au dehors. L'enfant était vivant (1). »

La présentation de la face en variété frontale, qui est intermédiaire entre les positions du même nom du sommet et celles de la face, peut être convertie au détroit supérieur ou tout à fait à l'entrée de l'excavation, en occipito-iliaque antérieure gauche ou droite, par la flexion de la tête sur la poitrine avec le levier. Le changement de présentations se produit encore par un autre mécanisme que nous décrivons plus loin. Quant à croire que la même mutation puisse se faire dans l'excavation, cela ne peut pas être, parce « qu'il faut que le grand diamètre occipito-mentonnier franchisse un des diamètres de l'excavation ; ce qui doit être le plus souvent de toute impossibilité (2).

M. Hyernaux (de Bruxelles) professe la même opinion

(1) J. Jacquemier, *Manuel des accouchements*, t. II, p. 78. Paris, 1846.

(2) Boddaert, op. cit., p. 103.

et pour les mêmes raisons que M. Jacquemier. En effet, il est matériellement impossible d'opérer la flexion de la tête quand elle affecte cette position (mento-postérieure dans l'excavation), attendu que le diamètre occipito-mentonnier, le plus grand de tous, ne peut jamais passer à travers des diamètres plus petits de l'excavation.

M. Hyernaux, dont nous sommes heureux de citer la grande autorité, dit que « lorsque la face est encore au-dessus du détroit supérieur ou seulement un peu engagée, il est toujours préférable de tenter la version podalique, ou mieux, le redressement de la tête soit avec la main, soit *avec le levier* (1).

Observation clinique. — « La femme de M..., au terme de sa seconde grossesse, éprouva les premières douleurs de l'enfantement dans l'après-midi, le 4 février 1860. Le bassin est bien conformé, et le premier accouchement, dans lequel l'enfant s'est présenté par le sommet, a été terminé au bout de dix heures. Cette fois-ci, le travail marcha tres-lentement, les eaux s'écoulèrent spontanément pendant la matinée du 5, et il fut facile de constater une présentation de la face en position mento-iliaque droite transversale. La dilatation du col ne fut complète que le 5, vers midi; les douleurs étaient devenues très-énergiques et rapprochées, mais la face restait toujours en position transversale et peu engagée au détroit supérieur. Ce long travail finit par épuiser la femme, le toucher faisait constater que la face était fortement tuméfiée, et comme d'ailleurs les eaux étaient écoulées depuis plus de dix heures, je crus devoir intervenir. J'eus recours au levier. Cette application se fit très-facilement; l'intrument longea les parties latérales de la tête pour arriver jusqu'a l'occiput. Quelques faibles efforts impri-

(3) Hyernaux, op. cit. p. 690, 692.

més au levier suffirent pour faire descendre la tête dans l'excavation pelvienne; mais en même temps, la position de la face fut changée en position occipito-iliaque gauche postérieure; l'instrument fut retiré, et en moins de deux minutes, l'enfant naquit la face en haut et l'occiput en arrière.

« L'enfant, du sexe masculin, était vivant. (1) »

Le changement de présentation n'a pas eu lieu par suite de la flexion de la tête sur la poitrine, ce qui aurait donné lieu à une présentation du sommet en position occipito-iliaque antérieure gauche; mais par une rotation latérale de toute la tête, dont l'axe était répresenté par le diamètre sous-occipito bregmatique, à peu près, cédant à l'action oblique du levier, l'occiput s'est porté à gauche en s'abaissant, en même temps la face se relevait, et la suture sagittale, d'abord placée à la partie supérieure, est devenue latérale, et enfin inférieure lorsque le mouvement a été complété. On comprend de cette manière comment la position mento-iliaque droite transversale de la face a été changée en position occipito-iliaque gauche postérieure par suite du placement du levier sur la partie latérale gauche de la tête, bien que M. Coppée ne mentionne pas sur quel côté il a appliqué le levier. La huitième observation de son mémoire présente les mêmes faits dans une position mento-iliaque droite postérieure de la face. Le levier fut appliqué à droite et la position fut convertie en position occipito-iliaque droite postérieure du sommet.

Dans les deux cas, la face n'avait pas encore pénétré dans l'excavation et se trouvait au détroit supérieur.

Présentation de la face lorsque cette dernière a tout à fait pénétré dans l'escavation et est plus ou moins voisine du détroit inférieur.

(1) Ch. Coppée, op. cit., p. 19.

A. La face a executé son mouvement de rotation qui a porté le menton en avant. — (Positions mento-iliaque droite ou gauche antérienres.)

B. La face est restée transversale. — (Positions mento-iliaques droite ou gauche transversales.)

C. Le menton occupe les parties postérieures du bassin. — Positions mento-iliaques droite et gauche postérieures.)

A. Positions mento-iliaques droite ou gauche antérieures. — Lorsque la face a pénétré dans l'excavation, avec la position qui nous occupe, le forceps est l'instrument qui doit être toujours appliqué : en effet, comme dans les positions du sommet, dans les mêmes circonstances, le mouvement de rotation interne, se complète quelquefois par la seule introduction de ses branches, et, on n'a plus qu'à dégager le menton sous l'arcade, en suivant la marche de l'accouchement naturel.

B. Positions mento-iliaques droite ou gauche transversales. — Dans ces positions le forceps n'est plus applicable parce que ses branches se placeraient d'un côté sur le menton et la partie antérieure du cou et de l'autre sur le vertex : quant aux applications antéro-postérieures de cet instrument, elles sont pour ainsi dire impossibles quoi qu'on en dise. Le levier seul doit être employé. Les brillants succès obtenus par les accoucheurs de Gand doivent encourager les accoucheurs français à tenter de conserver la vie des mères et des enfants en essayant au moins cet instrument dans ces cas; d'autant plus que l'obstétrique française n'a aucun moyen comparable à lui opposer.

Les règles à suivre pour l'introduction du levier sont ainsi tracées par M. le professeur Ch. Coppée : « L'instrument introduit sous l'arcade pubienne suit la région latérale droite de la tête » pour la position mento-iliaque droite transversale et la région latérale gauche pour la gauche, et prend son point d'appui sur les parties latérales de la tête, sur l'os occipital. Les mouvements d'élévation et de traction font *facilement* passer la tête à travers le détroit supérieur.

« *Excavation pelvienne.* — Même manœuvre. Si le menton ne vient pas spontanément en avant, on applique le levier un peu obliquement vers l'occiput, on le porte ainsi en arrière et le menton vient en avant. »

« *Détroit inférieur.* — Même manœuvre. »

Observation clinique. — Le nombre des faits observés est considérable, nous n'en citons pas d'observation pour ne pas augmenter l'étendue de notre mémoire déjà trop long.

C. Le menton occupe la partie postérieure du bassin. sin. (*Positions mento-iliaques droite et gauche postérieures.*)

Pour apprécier combien cette position de la face offre de difficultés et présente d'incertitude sur les moyens à employer pour y remédier, nous renvoyons à ce qu'en dit M. Jacquemier. Nous serions taxé d'éxagération si nous en parlions comme lui. Du reste, tous les accoucheurs qui se sont trouvés en présence de cette difficulté, savent combien ils ont éprouvé d'incertitudes avant de prendre une détermination définitive. Dans ces derniers temps, on a voulu pratiquer ce que l'on appelle une *rotation forcée* à l'aide du forceps. C'est une manœuvre renouvelée de Smellie et que l'auteur d'un article publié dans la *Gazette des hôpitaux* (avril 1869), ne sait auquel de ses maîtres il doit en attribuer l'honneur. Cette manœuvre a été très-justement appréciée par M. Jacquemier; dans tous les cas, elle ne peut être pratiquée que lorsque la tête est descendue fort bas dans l'excavation et retenue seulement par les parties molles. Il faut y renoncer absolument lorsque la tête est élevée dans l'excavation ou au-dessus du détroit supérieur.

L'obstétrique française est bien pauvre de moyens dans les positions mento-postérieures de la face.

Les médecins de Gand dont nous allons tout à l'heure invoquer le témoignage, sont tous gens honorés et honorables et occupant dans la science une position élevée ; la plupart sont professeurs distingués de l'Université ; il y aurait par trop de présomption que de ne pas prendre en considération ce qu'ils ont dit sur le levier ; on peut ne pas comprendre son action ; mais rejeter absolument son utilité, comme on le fait en France, c'est folie ; car il n'y a pas eu une seule expérience contradictoire de tentée ; et s'il y en a, qui donc les a faites ?

Mécanisme. — Nous empruntons à M. le professeur Coppée la description du manuel opératoire :

Détroit supérieur. — « Supposons d'abord que le diamètre fronto-mentionnier correspond complétement au diamètre antéro-postérieur du bassin. Le levier introduit sous l'arcade pubienne suit facilement le vertex jusqu'à l'occiput où il prend son point d'appui. Le mouvement de bascule combiné avec les efforts de traction amène la tête dans l'excavation pelvienne. Le plus souvent, du moment que la tête arrive dans l'excavation, le menton tend à se placer en avant. Ce mouvement sera favorisé par l'action du levier. Mais si le menton restait directement en arrière, il y a encore moyen d'extraire la tête avec le levier, sans changer sa position.

« Si le diamètre fronto-mentonnier ne se confond pas avec le diamètre antéro-postérieur du bassin, si le menton, par exemple, est en rapport avec l'articulation sacro-iliaque droite et le front avec l'éminence iléo-pectinée gauche, le levier, pendant la manœuvre, peut amener le menton en avant. A cet effet, on l'applique un peu obliquement jusque sur l'occiput, et on combine les efforts de traction de manière à refouler l'occiput en arrière (1). »

Mêmes manœuvres dans l'excavation et au détroit inférieur, de même que pour les positions mento-iliaques gauches postérieures et leurs variétés.

Observation clinique. — En citant la remarquable observation de M. le professeur FRAEYS, nous cédons au désir de rapporter en même temps les considérations qui la précèdent et celles qui la suivent.

« Dans le rapport que j'ai fait au nom d'une commission, composée de MM. Coppée, Lesseliers et moi chargée d'examiner le troisième mémoire de M. Boddaert sur l'emploi rationnel du forceps et du levier, je signalai à l'attention toute particulière des praticiens, le parti qu'on peut tirer de l'emploi du levier dans les présentations de la face au détroit supérieur et à la partie la plus élevée de l'excavation pelvienne. J'attendais depuis longtemps l'occasion de *convaincre mes élèves* de l'utilité de cet instrument, dans les positions transversales et mento-iliaques postérieures de la face. Cette occasion s'est offerte récemment à la clinique des accouchements et je m'empresse d'en faire part à la Société de médecine.

« Hortense F. âgée de 32 ans, née et domiciliée à Gand, enceinte pour la première fois, a été reçue à la Maternité de cette ville le 3 décembre 1860 vers le soir. Le travail d'accouchement était commencé depuis un couple d'heures. Ce travail marcha lentement, et les membranes ne se rompirent que le lendemain au soir. La face se présentait au détroit supérieur en position mento-sacro-iliaque gauche (mento-iliaque gauche postérieure), les douleurs étaient faibles et lentes, le col incomplètement dilaté, le bassin bien conformé. On laissa marcher l'accouchement jusqu'au 5 décembre

(1) Ch. Coppée, op. cit., p. 44.

à 11 heures et demie du matin ; jusque là les douleurs étaient restées les mêmes, mais la dilatation du col s'était complétée, la face était un peu descendue, et sa position s'était rapprochée de la transversale. Il y avait alors plus de 36 heures de travail, deux nuits passées sans sommeil, assez par conséquent pour épuiser les forces de la femme, et marquer nettement le moment de l'intervention.

« La femme étant couchée comme pour l'application du forceps, sauf la direction du tronc qui, dans la délivrance par le levier, doit être horizontale au lieu d'inclinée (précaution essentielle), le levier flamand fut introduit derrière le pubis, entre la lèvre antérieure du col de la matrice et le côté gauche de la face et du crâne. On attendit une douleur pour faire le mouvement de bascule avec l'instrument.

« Ce mouvement opéré par une force très-faible détermina à l'instant la descente complète de la face, la rotation du menton directement en avant, et son dégagement de dessous l'arcade pubienne. Il suffit alors de deux ou trois douleurs expulsives pour terminer la sortie de l'enfant. Mais l'état d'épuisement du la femme ne permettant pas d'espérer cette terminaison, le forceps fut employé pour extraire la tête, en procédant avec lenteur pour ménager le périnée, et en évitant de comprimer trop fortement la tête avec l'instrument, afin de faire naître l'enfant vivant.

« L'introduction du levier, la descente et la rotation de la face se firent si rapidement et si facilement qu'elles produisirent un étonnement général. Les suites des couches furent normales, la femme et l'enfant sortirent bien portants de la Maternité, dix jours après l'accouchement.

. . . .

« Les partisans du levier n'ont pas plus à redouter les accouchements par la face que ceux par le sommet, toutes choses égales d'ailleurs. *Telle est du moins* fermement mon opinion. La descente et la rotation mento-antérieure de la face, par le levier, lorsqu'elle est un peu engagée dans le détroit supérieur ou la partie supérieure de l'excavation, en position transversale ou mento-iliaque postérieure, sont la chose la plus simple du monde, quand le bassin est bien conformé ou très-peu rétréci et le col dilaté. M. le professeur Fraeys ajoute en note MM. Frédéricq et Coppée, qui emploient fréquemment le levier et à qui je demandais, il y a quelques jours, leur opinion sur l'usage de cet instrument dans les positions tranversales ou mento-iliaques postérieures de la face, m'ont dit sans hésiter : C'est admirable (1)! »

Nous nous arrêtons; après avoir rapporté une opinion si nettement formulée et émanant d'hommes d'une si grande valeur scientifique; nous ne saurions rien ajouter.

DE L'EMPLOI DU LEVIER APRÈS LA SORTIE DU TRONC.

En France, lorsqu'après la version, la tête est encore retenue dans le bassin, si après des manœuvres que nous décrivons plus loin on ne parvient pas à la dégager, on a recours au forceps, et pendant ce temps, l'enfant meurt asphyxié alors qu'il a été plein de vie jusqu'à ce moment. Dans ces cas, le levier est un auxiliaire précieux qui, en raison de la rapidité de son action, ramène le plus souvent un enfant vivant.

Tout doit céder devant cette considération, il faut que l'accoucheur fasse tous ses efforts pour conserver la vie de l'enfant. Le laisser mourir, parce qu'on ne veut pas se servir du levier, par exemple, me paraît

(1) Voir les *Annales de la Société de médecine de Gand*, année 1859, t. XXXVII, p. 87.

aussi coupable que de le tuer sciemment. Dans le cas qui nous occupe le levier est placé et termine l'accouchement, dans le même espace de temps que l'on met à faire pénétrer la première cuillère du forceps sur les côtés de la tête de l'enfant.

Les manœuvres manuelles conseillées, dans le cas le plus simple, c'est-à-dire lorsque la face est en rapport avec la partie postérieure du bassin, sont : 1° d'introduire deux doigts dans la bouche et de la tirer directement en bas pour opérer la flexion de la tête c'est le procédé préconisé par M. Lachapelle, la force se transmet à la partie antérieure de la tête par les muscles des joues et par l'articulation temporo-maxillaire. Dans un cas nous avons ressenti la sensation d'une déchirure qui s'opérait dans ces muscles; nous avons bien vite cessé d'agir. L'articulation temporo-maxillaire est trop près du centre de gravité de la tête, pour agir éfficacement et provoquer la flexion.

Dans l'application de deux doigts sur le bord des orbites et les côtés du nez, le point sur lequel ils s'appuient, n'offre pas une prise assez solide pour entraîner la tête; la crainte de blesser le globe oculaire empêche de faire pénétrer les doigts assez avant. De sorte que dans ce cas, deux forces sont en jeu. La première, pour garantir la solidité de la prise, porte toute la tête en avant sous la symphise pubienne. La seconde qui paraît moins grande que la première ne peut guère agir efficacement, puisque les doigts glissent le plus souvent, opère la flexion de la tête. La force qu'on applique sous la symphise pubienne pour aider à la flexion de la tête, portant l'occiput en haut, agit aussi trop près du centre de gravité, pour ne pas produire un mouvement d'élévation de toute la tête plus tôt que la flexion. *Le levier seul agit directement sur la partie antérieure de la tête qu'il doit abaisser.* Il faut donc, quand la tête ne se dégage pas immédiatement après la version, le mettre de suite en usage et surtout ne pas tirer sur le corps de l'enfant et ainsi que c'est arrivé naguère, à une sage-femme qui, non contente de tirer sur l'enfant, se fit aider par le père de l'enfant et la garde-malade. L'enfant vint au monde vivant, il est vrai; mais atteint d'une paraplégie incurable qui l'a conduit au tombeau à l'âge de quatre ou cinq mois.

M. Verrier qui, au moment de la publication de son *Manuel pratique* de l'art des accouchements, n'était pas partisan du levier, dit à la page 411 « J'ai réussi une fois avec le docteur Bouland, de Grenelle, en me servant d'une branche de forceps, *introduite en guise de levier*, et prenant un point d'appui sur l'occiput, à fléchir la tête et à terminer l'accouchement.

Nous sommes encore forcé d'emprunter à M. le professeur Coppée, qui a beaucoup étudié cette question, les régles du *Manuel opératoire.*

« A. *Si l'occiput est en rapport avec l'arc antérieur du bassin, la tête peut se trouver:*

« 1° Au détroit supérieur.

« C'est le plus souvent parce qu'il y a disproportion entre les diamètres du bassin et ceux de la tête de l'enfant (rétrécissement pelvien, hydrocéphalie). La tête se trouvera en position transversale ou fortement diagonale. La femme est placée comme pour une application du levier dans les positions du sommet. Le tronc du fœtus est abaissé vers le périnée de la mère et ramené vers la cuisse droite ou gauche de la femme, de manière que pendant l'introduction du levier le manche de l'instrument puisse passer à côté du cou de l'enfant. Les deux premiers doigts de la main gauche accrochent le col utérin et le levier est conduit sur leur face dorsale jusque sur la tête de l'enfant. Si sa position est complétement transversale, conformément au mécanisme de l'accouchement naturel, il faut en faisant descendre la tête tâcher d'amener l'occiput en avant. Dans ce but, il convient d'appliquer le levier vers le sinciput ou même vers la voussure du front. En agissant vers l'extrémité frontale du diamètre occipito-frontal, on dirige la face vers la concavité du sacrum et on favorise ainsi la rotation de l'occiput en avant.

« Dans les cas ou le rétrécissement est considérable, si on ne parvient pas á fléchir la tête sur la poitrine et à diriger ainsi la face vers le sacrum, on peut faire traverser à la tête le détroit supérieur, dans sa position transversale. Elle n'opère sa flexion et sa rotation qu'après avoir passé ce détroit. Pour qui a l'habitude du levier, cette substitution d'une manœuvre à une autre, est l'affaire d'un instant. Mais quand la disproportion entre les diamètres du bassin et ceux de la tête de l'enfant est par trop forte, il faut recourir à la craniotomie ou à la ponction de la tête de l'enfant (hydrophalie).

« Disons-le aussi, quand il faut recourir au levier après la sortie du tronc pour des cas d'angustie pelvienne. il ne reste que peu d'espoir d'amener un enfant vivant. Le plus souvent le travail a déjà duré très-longtemps, le fœtus a souffert des tentatives d'extraction manuelles et très-souvent l'accouchement présente des complications fâcheuses, comme chute du cordon ombilical.

« 2° Dans l'excavation pelvienne.

« C'est le cas le plus fréquent.

M. Fabbri, en parlant de M. Coppée, lui rend toute justice :

« La prima maniera però è sanzionata della giudiziosa e fortunata pratica del Coppée (1). (*Note de l'auteur*).

(1) Fabbri, op. cit. p. 75.

« Dans les présentations du sommet aussi longtemps que la tête est contenue dans l'excavation du bassin, le diamètre occipito-frontal correspond rarement d'une manière exacte au diamètre antéro-postérieur du bassin; la même chose a lieu pour le dégagement de la tête après la sortie du tronc. Cette remarque facilite la manœuvre du levier. Le tronc de l'enfant est ramené à droite ou à gauche de la femme, selon que l'occiput est situé à droite ou à gauche; l'instrument est appliqué vers le sinciput de l'enfant en se rapprochant autant que possible du front. L'effort exercé par le levier fait fléchir la tête sur la poitrine, dirige la face en arrière et dégage l'enfant en un instant

« Il faut avoir exécuté cette manœuvre pour se rendre compte de sa facilité et de sa promptitude, et comme c'est le cas qui se présente le plus souvent dans la pratique, nous ne saurions assez y insister.

« 3° au détroit inférieur.

« La manœuvre est alors la même que celle que nous venons de décrire, son exécution est plus facile encore.

« B. *La face est en rapport avec l'arc antérieur du bassin.*

« La tête peut se trouver :

« 1° au détroit supérieur,

« La position de la tête sera le plus souvent transversale ou diagonale; dans ces cas la manœuvre est analogue à celle que nous avons déjà décrite (voir a 1°), le levier sera porté vers le sinciput et, en agissant vers l'extrémité frontale du diamètre occipito-frontal, il tendra à porter la face en arrière.

« 2° Dans l'excavation pelvienne, la position de la tête sera le plus souvent diagonale. En faisant agir le levier, on tâchera d'amener l'occiput en avant.

« 3° au détroit inférieur.

« La manœuvre est la même.

« Au premier aspect les manœuvres que nous venons de décrire peuvent paraître difficiles et compliquées. Il n'en est rien cependant.

« *Le levier est un instrument* très-intelligent, il exécute à merveille les volontés de celui qui le guide, mais il faut aussi que celui qui s'en sert soit bien pénétré du mécanisme de l'accouchement naturel. »

Le levier n'est pas un instrument intelligent, mais c'est un instrument obéissant à l'impulsion de celui qui le manie. Plus loin M. Coppée ajoute « voulez-vous souvent sauver la vie de l'enfant après la sortie du tronc ? recourez promptement au levier (1).

Observation clinique. — La femme V... bien conformée, à terme de sa deuxième grossesse, éprouva les premières douleurs de l'enfantement dans la soirée du 4 juin 1861. Pendant toute la nuit les douleurs ne furent que faibles. Le 5, au matin, le col de la matrice étant dilaté, la poche des eaux se rompit, l'enfant était en position sacro-iliaque droite postérieure.

Au bout d'une heure l'enfant était sorti jusqu'au cou, mais le cordon ombilical ne battait plus.

Malgré des tentatives faites pendant la traction pour amener le dos de l'enfant en avant, je m'aperçus après la sortie du tronc que la tête se trouvait dans l'excavation du bassin, la face en avant et dans une position légèrement diagonale. Les tentatives manuelles pour extraire la tête, restèrent inéfficaces ; aussi j'y renonçai promptement et le levier fut conduit sur les parties latérales du crâne jusque près du front. Quelques efforts faits avec l'instrument dégagèrent rapidement la tête.

L'enfant, du sexe masculin, et d'un volume assez considérable, était dans un état d'asphyxie avancée. Quelques soins le rappelèrent à la vie (2).

(1) Ch. Coppée, op. cit., p. 59 à 62.
(2) Ch. Coppée, op. cit., p. 67.

Depuis que notre mémoire est en cours de publication, nous avons eu l'occasion de faire usage du levier français, après une version pratiquée, pour une présentation d'une des parties latérales du tronc avec procidence du cordon. La version fut rapidement faite, immédiatement après notre arrivée ; la tête se présenta défléchie à l'entrée du bassin, la face tournée vers le côté droit du sacrum ; nous introduisîmes notre main gauche, comme dans la manœuvre classique ; profitant de la présence de la main dans l'utérus nous fîmes usage du levier français ; l'abaissement du front fut très-rapide, quoique la tête fût volumineuse ; l'enfant vint au monde asphyxié, il fut ramené à la vie après avoir exercé l'insuflation pulmonaire pendant une demi-heure : mais ainsi qu'il arrive dans les cas où l'asphyxie a été longue et portée très-loin, la respiration se rétablit imparfaitement et les enfants meurent après un ou deux jours, malgré tout ce qu'on peut faire.

Le levier français s'applique d'une manière tout autre que la spatule belge, il produit directement l'abaissement du front ; voici de quelle manière : une main en supination, c'est-à-dire la face palmaire tournée en haut, est glissée sous le corps du fœtus remonte vers les orbites et le front ; le levier français dont la convexité regarde en bas et en arrière, est conduit sur la face palmaire de la main qui est dans la l'utérus ; en le poussant doucement, il arrive près du front, un petit choc et l'abaissement subit du manche avertit qu'il est bien placé, la main qui était dans l'utérus s'empare du manche du levier, tandis que l'autre placée le plus près possible de la vulve, sert de point d'appui, ainsi qu'il a été indiqué pour le levier français à la page 37.

DE L'EMPLOI DU LEVIER DANS L'OPÉRATION DE LA CRANIOTOMIE.

Nous ne traiterons pas cette question dans le présent mémoire, nous avons l'intention d'étudier d'une manière particulière l'action du céphalotribe et celle du forceps-scie de van-Huevel ; le parti que l'on peut tirer de l'usage du levier y trouvera nécessairement sa place.

CONCLUSION.

Vouloir comparer le forceps au levier d'une manière générale, c'est renouveler une vieille question, sur laquelle on ne pouvait s'entendre, en raison des intérêts particuliers qu'avaient les auteurs qui la traitaient.

Analyser l'action de ces deux instruments, et étudier les forces qu'ils mettent en jeu, en raison de leur construction particulière et de la manière dont ils sont employés, nous paraît la seule marche à suivre, et la question posée en ces termes est susceptible d'une solution raisonnée et raisonnable qui ne blessera, nous en avons l'espérance, aucune susceptibilité.

Le forceps et le levier ne sont que des instruments passifs à l'aide desquels on met en usage deux méthodes différentes de terminer les acccouchements difficiles.

La première emploie exclusivement le forceps, qui ne met en jeu qu'une force de *traction* et rien de plus. La croyance en la puissance exclusive de la force de traction est si généralement répandue, que les instruments inventés depuis un siècle sont tous, sans exception, des instruments de traction ; les forces qui les font agir, force manuelle, force mécanique ne sont que des moyens plus ou moins puissants de rendre la traction plus efficace, le levier français, lui-même, est un instrument de traction, parceque les accoucheurs français n'avaient foi qu'en elle. Cela est si vrai que si pendant l'introduction des deux branches du forceps, il se produisait une mutation favorable dans la position, cela passait inaperçu; on terminait l'applition et on tirait plus ou moins violemment. Bien rares ont été ceux qui ont profité de cette circonstance favorable.

Dans deux circonstances remarquables on a voulu exiger du forceps qu'il modifiât la position : à savoir, dans les positions occipito-iliaques postérieures du sommet, et mento-iliaques postérieure de la face.

C'est une vieille manœuvre renouvelée de Smellie, impossible au détroit supérieur et dans le haut de l'excavation, en raison de la construction du forceps dont on se sert en France et de ses courbures. On ne peut espérer de réussir que lorsque la tête est tout à fait dans le bas de l'excavation ou au détroit inférieur.

On peut si peu nier que la force de traction est le seul moyen employé en France, que lorsque la force d'un seul homme est insuffisante pour l'exercer sur les branches du forceps, on se met à deux et souvent les forces des deux accoucheurs sont épuisées avant de réussir à terminer l'accouchement.

Le forceps est un instrument de traction pure et pas autre chose; il remplace la contraction utérine tout à fait inutile; lorsqu'il est appliqué, il substitue sa puissance à la force naturelle, qui termine le plus grand nombre d'accouchements.

La seconde méthode dont M. Boddaert père (de Gand), a démontré le premier l'efficacité, consiste à modifier profondément les présentations et les positions de manière à imiter le plus possible la marche de l'accouchement normal et à mettre les petits diamètres de la tête en rapport avec les grands diamètres du bassin.

e levier est le seul instrument qui puisse produire

de pareils effets ; de plus, il laisse entière la puissance de la contraction utérine qu'il seconde en puissance et en direction.

La tendance de la tête à suivre les mouvements qui lui sont imprimés, pendant l'accouchement naturel, est si grande, qu'elle s'exerce même, pendant la traction violente du forceps, à l'insu des accoucheurs et pendant qu'elle est resserrée entre les mors de ses branches. Il n'y a donc rien d'extraordinaire à croire qu'une spatule belge régulièrement appliquée, qui de plus laisse intact le jeu des forces naturelles, c'est-à-dire la contraction utérine, et qui imprime à la tête la direction normale, ne produise le plus souvent d'une manière très-rapide, ainsi que cela a été observé, les changements avantageux qui rendent l'accouchement facile.

L'action générale du levier comme agent modificateur se traduit ainsi : *Le levier placé sur un point quelconque de la tête produit sur elle un mouvement de rotation, qui a pour axe, le diamètre perpendiculaire à celui à l'extrémité duquel le levier prend son point d'application.* Si on veut par exemple, dans les présentations du sommet, fléchir la tête sur la poitrine en abaissant l'occiput, l'axe de cette rotation est le diamètre bi-pariétal : on appliquera le levier sur l'extrémité occipitale du diamètre occipito-frontal, qui lui est perpendiculaire ainsi de suite.

La puissance extractive du levier n'est niée par personne. C'est un mouvement de propulsion qu'il produit.

La question du forceps et du levier se réduit en dernière analyse à celles-ci :

Faut-il d'abord et dans tous les cas exercer la traction pure ; c'est-à-dire employer le forceps.

Est-il raisonnable de modifier la présentation et la position, de manière à rendre l'accouchement possible par les seules forces de la nature ou aidé par la propulsion ?

Pour notre compte, le choix est bientôt fait, c'est la seconde méthode que nous adoptons.

Nous employons volontiers le forceps lorsque nous avons placé la tête dans la situation requise pour que la traction puisse être exercée, en employant une somme moins considérable de forces, et qu'elle puisse se faire sans danger pour la mère et pour l'enfant.

DE LA

VERSION CÉPHALIQUE

FAITE A L'AIDE DU LEVIER

AVANT-PROPOS

Depuis que nous avons étudié le levier, la version podalique ne nous inspire plus la même répugnance qu'auparavant ; parce que le dégagement de la tête se fait rapidement et avec assez de facilité, soit avec le levier flamand, soit avec le levier français (1) ; mais la

(1) On lit dans le *Guide pratique de l'accoucheur*, etc., de M. L. Penard, la note suivante que nous copions textuellement : « Pour dégager la tête restée fléchie, » c'est probablement défléchie qu'il veut dire, « dans l'excavation, « après la sortie du tronc, M. Carrée, membre résidant de la « Société de médecine de Gand (mémoire, mars 1862), » c'est de M. Coppée qu'il a voulu parler, car M. Boddaert m'écrit qu'il n'y a pas, à Gand, de médecin du nom de Carrée, « ne voit rien qui vaille le levier, qu'on engagerait à raser « la face, jusqu'à ce qu'il arrivât à prendre point d'appui « sur le bregma, et avec lequel on entraînerait la tête en « forçant la flexion. Mais puisque les mains suffisent si « bien, en général, pour opérer ce dégagement, » il est très-probable que M. Penard n'a pas pratiqué souvent la version, parce qu'il aurait pu se convaincre du contraire, « est-il donc nécessaire de faire revivre un instrument, le « le levier, condamné comme inutile depuis si longtemps « déjà ? » Oui, M. Penard, c'est très-nécessaire, il a été condamné pour des raisons que vous trouverez longuement

version podalique est-elle toujours possible? Évidemment non. La version céphalique est alors une ressource précieuse et non une témérité, ainsi que cela nous a été reproché. Quant à convertir une présentation de la face en présentation du sommet, nous en avons nous-même démontré l'impossibilité, et nous avons assez fait ressortir le rôle de la contraction utérine dans l'application du levier.

Dans les deux observations que nous avons citées, la poche des eaux était percée depuis longtemps, on ne pouvait sans danger faire la version podalique.

Nous n'avons pas parlé de la version céphalique par manœuvres externes, elle est pour nous, comme pour tous les accoucheurs, préférable à l'autre, mais nous sommes très-rarement appelés à un moment propice pour la pratiquer.

exposées dans la première partie de ce mémoire, et ceux qui ont confirmé ce jugement ne connaissaient le levier que de nom et ne s'en étaient jamais servi. Comment peut-on parler, avec tant d'autorité, des choses qu'on ignore complétement!

DE LA

VERSION CÉPHALIQUE

FAITE A L'AIDE DU LEVIER

Dans la version céphalique, on se propose de ramener vers le centre du détroit supérieur la tête qui en était plus ou moins éloignée.

La version céphalique peut s'exécuter de deux manières :

1° Par manœuvres externes, c'est-à-dire sans que la main ou un instrument quelconque pénètre dans la matrice ;

2° Par manœuvres internes. Dans cette dernière, la main ou les instruments agissent directement sur la tête et la ramènent vers le centre du bassin. C'est elle seule qui fait l'objet de ce mémoire.

Comme la plupart des médecins français *non spécialistes*, et *nous sommes de ce nombre*, nous ne connaissions qu'imparfaitement ce qui avait été fait sur la version céphalique ; nos maîtres nous avaient dit qu'elle était le plus souvent impossible, et que la version podalique ou pelvienne était la seule qu'il fallût pratiquer ; nous n'allions pas plus loin : mais quand nous avons été en présence de cas difficiles, et que nous avons pu juger des grands dangers que courait la vie de l'enfant et très-souvent celle de la mère dans cette opération, nous avons voulu étudier sans parti pris cette question.

Les accouchements par le vertex étant les plus naturels, il n'est pas extraordinaire que la première idée qui soit venue aux plus anciens accoucheurs, soit de ramener la tête au centre du bassin, de faire par conséquent la version céphalique et de laisser ensuite aux forces naturelles le soin de la délivrance définitive. On devait réussir quelquefois ; mais il devait y avoir des cas où il fallait intervenir, et on ne possédait aucun des moyens nécessaires pour terminer sans danger un accouchement, lorsque l'enfant se présentait, la tête la première.

La terminaison souvent heureuse des accouchements, dans les présentations du pelvis ou des membres pelviens, dut suggérer à des accoucheurs plus rapprochés de nous (Paré et Guillemeau), de faire la version pelvienne ou podalique, lorsque quelque difficulté se présentait pendant l'accouchement ; cela était d'autant plus avantageux que la traction exercée sur les extrémités inférieures et le tronc aidait d'une manière puissante la sortie complète de l'enfant.

La version pelvienne fut donc la seule manière logique de terminer un accouchement avant l'invention du forceps

L'introduction du forceps dans la pratique des accouchements fut un grand événement ; en effet, la puissance de traction que cet instrument exerçait sur la tête, devait de toute nécessité faire revenir les accoucheurs modernes sur la version céphalique, qui augmentait de beaucoup le nombre de chances de vie pour la mère et pour l'enfant ; cependant ce ne fut que vers l'année 1795 que Flamant, professeur à la Faculté de Strasbourg, proposa la version céphalique et la pratiqua deux fois avec succès.

Ce célèbre accoucheur, qui eut au moins le mérite d'imprimer le cachet de sa personnalité sur les points d'obstétrique qu'il étudia, n'est pas jugé en France comme il le mérite, surtout dans les plus récents traités de l'art des accouchements, où nous avons trouvé cette phrase peu convenable : *Flamant et consorts* (ce mot, qui appartient au droit, est, dans la conversation ordinaire, pris en très-mauvaise part). Flamant, en pratiquant la version céphalique, rendait l'accouchement moins difficile et moins dangereux ; cela permettait de recourir au forceps ou au levier ; ce qui doit-être pris en très-grande considération.

Osiander, professeur d'accouchement à l'Université de Gœttingue, pratiqua peu après la version céphalique (1799) ; cette opération fit beaucoup de sensation en Allemagne et à la Faculté de Strasbourg ; on s'en occupa peu à Paris ; Baudelocque se contenta de dire : « Si quelques accoucheurs ont conseillé de ramener la tête dans les présentations transversales, pour abandonner le travail à la nature, d'autres ont avec bien plus de raison expressément recommandé d'aller chercher les pieds (1). »

Capuron (2) considéra la version céphalique comme désirable ; mais il la crut difficile ou même impossible. D'abord, dit-il, on ne saurait disconvenir que l'enfant coure beaucoup moins de risques en venant par la tête que par les pieds ; c'est une chose incontestable : mais comment lui procurer une naissance aussi avantageuse !

Mme Lachapelle employait la version podalique, même dans certaines présentations de la tête.

Mme Boivin ne s'occupe de la version que pour donner le conseil de la laisser pratiquer par les sages-femmes, souvent hardies et ignorantes. Par un sentiment de réserve que tout le monde comprendra,

(1) J. C. Baudelocque, Art. des acc., 3e édit., t. II, p. 45.

(2) Capuron, Principes de l'art des accouchements, 1816, p. 466.

nous nous abstenons de parler de l'opinion que l'on professe aujourd'hui à Paris sur la version céphalique. Mais l'on peut dire, sans crainte de se tromper, que la science n'a subi aucun changement, depuis 1833, époque à laquelle fut publié le mémoire de M. Paul Dubois sur cette importante question (1), dans lequel il disait que l'Ecole de Paris était restée étrangère à ces discussions; cela est encore à peu près vrai aujourd'hui : cependant M. Pajot mentionne la version céphalique dans le tableau de classification des vices de conformation chez la femme.

En 1830, le nombre des faits de version céphalique étant déjà considérable, Velpeau publia dans la *Gazette médicale* un travail sur cette question. Sous l'influence de cette puissante autorité, quelques essais furent tentés. M. Paul Dubois composa le mémoire dont il vient d'être parlé, dans lequel il admet comme réels les faits observés ; il pratiqua même deux fois la version céphalique avec succès ; mais il resta partisan de la version podalique et, dans la troisième conclusion de son mémoire, il dit « que la possibilité de « la version par la tête dans les présentations du « tronc, bien qu'elle soit incontestable aujourd'hui, « est cependant limitée aux cas qui permettent un dé- « placement facile du fœtus, mais que cette manœuvre, « sous le rapport de la facilité de son exécution, ne « saurait être mise en la balance avec la version par « l'extrémité pelvienne. »

M. Paul Dubois sait mieux que personne que la version podalique est loin d'être toujours facile ; il a dû lui arriver, comme à nous, d'être appelé pour faire une version que des confrères habiles n'avaient pu exécuter, en raison de l'épuisement de leurs forces. S'il existe des cas où la version se fait presque seule,

(1) Mémoires de l'Académie de Médecine, t. III, 1833.

il en est d'autres, et cela n'est pas rare, où il est difficile et même impossible d'en venir à bout, quoique les dimensions du bassin soient normales et que l'enfant ne présente rien d'extraordinaire.

M. Paul Dubois ne put se soustraire à l'influence du milieu dans lequel il avait vécu. Cependant après que Velpeau eut publié la seconde édition de son livre (1835), M. Paul Dubois fut bien moins exclusif et, dans l'article *Version*, fait en collaboration de Desormeaux, dans le dictionnaire en 30 volumes, il reconnut, jusqu'à un certain point, l'utilité de la version céphalique qui permet ensuite l'application soit du forceps, soit du céphalotribe.

Velpeau ne s'occupa que pendant un temps relativement court de l'art des accouchements ; cependant il y a laissé une trace profonde de son passage et c'est un des grands noms de l'obstétrique ; il s'occupa du levier et de la version céphalique avec une logique et une raison qui font regretter qu'il ait abandonné trop tôt cette partie de la chirurgie : bien certainement il eût entraîné la conviction de la plupart des adversaires de la version céphalique et du levier.

De l'aveu de tous les auteurs qui se sont occupés de la question, la version céphalique est possible et elle est même désirable, en ce sens qu'elle rend l'accouchement plus facile et moins dangereux pour la mère et pour l'enfant ; on peut la faire avec la main ou avec le levier. Nous ne nous occuperons dans ce mémoire que de la manœuvre du levier ; nous dirons seulement que la version avec la main se fait par deux procédés différents : 1° celui de Busch ; 2° celui de d'Outrepont.

Nous ajouterons que Baudelocque et son école ont donné une importance exagérée à la main, et, nous avons le regret de le dire, c'était une arme de guerre employée contre des idées qu'elle combattait, par ce moyen, avec une certaine apparence de raison. Du reste, l'emploi de la main légitime, jusqu'à un certain point, les craintes manifestées par M. Paul Dubois dans son mémoire (1), à savoir : « l'évacuation presque « immédiate du liquide amniotique et la rétraction « quelquefois très-rapide des parois utérines pendant « ces tentatives. » La version céphalique n'a pas été exécutée un assez grand nombre de fois pour que l'on puisse juger de sa valeur ; on n'a eu recours à cette opération qu'avec une grande défiance ; on a exagéré ses difficultés et, quand on se sert du levier, on agit directement sur la tête sans avoir à craindre l'écoulement rapide des eaux de l'amnios, en raison du peu d'épaisseur de l'instrument.

Version céphalique avec le levier.

Avant de traiter cette partie de la question, il convient de préciser les circonstances dans lesquelles la version céphalique doit être faite, et pour cela nous formulerons, en les commentant, les préceptes donnés par Velpeau : « La version céphalique doit être admise « et conservée dans la science ; elle convient :

« 1° Lorsque le bassin est bien conformé, qu'aucun « autre accident n'est venu s'adjoindre à la position « vicieuse du fœtus, et que la tête se trouve aux en- « virons du détroit, en position inclinée. »

« 2° Dans les présentations de l'épaule, du dos ou « de la partie antérieure du thorax, si le bras lui- « même n'est pas sorti, et si l'utérus n'est pas trop « fortement contracté. *En somme, il paraît prudent* « *de l'essayer toutes les fois que les pieds sont plus éloi-* « *gnés du détroit que le sommet, et que la tête semble*

(1) Loc. cit., p. 476.

« *devoir permettre à la parturition de se terminer en-*
« *suite spontanément* (1). »

A ces préceptes nous ajouterons que quand il y a des vices de conformation dans le bassin, elle doit être essayée avec d'autant plus de raison que, lorsque le sacrifice de l'enfant devient d'une absolue nécessité, la femme court infiniment moins de dangers en ayant recours au forceps de Van Huevel ou à tout autre moyen de ce genre, qu'en tentant une version qui est quelquefois impossible.

« 1° Lorsque le bassin est bien conformé, qu'aucun « autre accident n'est venu s'adjoindre à la présenta- « tion vicieuse du fœtus, et que la tête se trouve aux « environs du détroit en position inclinée. » Lorsque le bassin est bien conformé, dès que la tête a été ramenée au centre, on a de grandes chances de voir l'accouchement se terminer naturellement, sans autre intervention. Ce n'est pas un petit avantage. De plus la mauvaise conformation du bassin n'est pas une raison que l'on doive invoquer ; en effet, on peut bien souvent avec le levier et plus rarement avec le forceps faire passer une tête à travers un bassin rétréci, et cela sans préjudice pour la mère et pour l'enfant ; si dans ces cas on a recours à la version podalique, outre le traumatisme inévitable chez la femme, la mort de l'enfant est presque certaine, si tant est qu'on puisse faire l'opération, tandis que si la présentation du sommet a pu être déterminée artificiellement, on peut recourir, au dernier moment, aux moyens extrêmes qui exercent une action décisive sur la diminution du volume de la tête de l'enfant. Il n'y a nulle exagération dans ce que nous venons de dire, et les accoucheurs sérieux qui se sont quelquefois trouvés en

(1) Velpeau, Traité complet de l'art des accouchements, 2me édit., p. 293. Paris, 1835.

pareille occurrence savent combien les succès sont peu nombreux dans les versions podaliques faites dans ces conditions.

« 2° Dans les présentations de l'épaule, du dos ou « de la partie antérieure du thorax, si le bras lui-« même n'est pas sorti et si l'utérus n'est pas trop « fortement contracté. En somme, il paraît prudent « de l'essayer toutes les fois que les pieds sont plus « éloignés du détroit que le sommet (1). »

Il est difficile d'indiquer plus clairement l'emploi de la version céphalique, et cette opération, malgré le discrédit qui pèse sur elle, tendra de plus en plus à s'imposer ; l'opposition qu'on lui fait est plutôt fondée sur la théorie que sur la pratique.

Pour faire la version céphalique, on se sert soit du levier français, soit, ce qui vaut mieux, d'une branche du petit forceps de Pajot, modèle Charrière, par exemple ; le manche en bois qui termine tous les forceps anglais rend la manœuvre plus facile.

La femme étant placée sur le lit comme pour une application du levier, après avoir pris toutes les précautions requises en pareil cas, on introduit la main qui correspond au côté où est placée la tête de l'enfant dans le bassin ; par conséquent la main gauche, si la tête est à droite et réciproquement. L'index et le médius accrochent le col utérin ; le levier est saisi par la main restée libre, et introduit entre la tête et la fosse iliaque sur laquelle elle repose. Le manche du levier correspond à l'ischion du côté opposé ; il doit être relevé pour permettre à la lame de la spatule ou à la branche du levier français de pénétrer ; c'est là partie la plus difficile de l'opéraiion ; ce premier obstacle vaincu, le levier glisse et se place de lui-même sur la tête de l'enfant.

(1) Velpeau, loc. cit.

Quand on emploie la branche du forceps, on choisit celle qui s'applique naturellement sur le côté de la tête qui repose sur le bassin, la branche à pivot si la tête est à gauche, la branche à mortaise si elle est à droite; ce levier, en raison de sa double courbure, se place de lui-même sur les parties latérales de la tête, son manche correspond à peu près au centre de la vulve, mais se rapproche un peu de l'ischion du côté opposé à la tête.

Le levier étant placé, on pose à plat sur l'abdomen de la femme, la main qui s'applique le plus facilement sur la tête du fœtus, c'est-à-dire la main droite si la tête est à gauche et la main gauche si elle est à droite, pour l'abaisser comme on le fait dans la version céphalique par manœuvres externes. Cette main vient en aide à l'action du levier, dont le manche est dirigé en dehors, de manière à porter la tête vers le centre du bassin, en se conformant du reste aux règles qui régissent les applications du levier.

Nous publions ce que nous avons observé dans les deux cas de version céphalique que nous avons faite.

Observation I.

La première version céphalique fut pratiquée par un de nos confrères qui avait réussi à placer un forceps sur la tête de l'enfant, bien qu'il présentât une épaule avec procidence du bras. Il dut à une circonstance heureuse fournie par le hasard, de pouvoir le placer sans difficulté, parce que la première branche du forceps à introduire était précisément celle que l'on aurait choisie pour exécuter une manœuvre qui amenait forcément la version céphalique; voici de quelle manière : c'était une présentation du plan latéral droit du fœtus en position céphalo-iliaque gauche, dos en avant. Dans ce cas il est de précepte de pratiquer la version podalique et on avait appliqué le forceps ! C'est un fait que nous énonçons sans le juger. L'application avait été rendue facile en raison de la branche du forceps introduite la première ; c'était la branche à pivot, la branche gauche ; la fenêtre porta d'abord sur l'épaule, glissa sur elle, parcourut la partie latérale du cou et contourna la tête : si la tête eût été à droite, on aurait commis une faute grave ; de plus, la main de l'enfant se trouva placée dans la concavité du forceps ; sans cette circonstance, due aussi au hasard, l'extrémité de la branche du forceps eût été s'arc-bouter sous l'aisselle et n'aurait pas pu pénétrer plus avant. Dans ce cas on fit usage, sans le savoir, de l'instrument qui convenait le mieux pour la version céphalique. En effet, la branche du forceps, en raison de sa double courbure, remplace la main dans le procédé de Busch. Ce n'était pas tout : il fallait introduire la seconde branche. L'aide portait alors le manche en dehors et à gauche, la tête quittait par conséquent la place qu'elle occupait et était portée vers le centre du bassin. La branche à pivot était difficilement articulée et le forceps qui n'avait pas une prise solide glissait. Ces manœuvres, qui furent continuées depuis dix heures et demie du soir jusqu'à une heure du matin, durent porter la tête à la place qu'elle occupait en dernier lieu. Nous arrivâmes près de la malade à deux heures du matin et nous trouvâmes une jeune femme de vingt-deux ans, primipare, extrêmement fatiguée et très-découragée ; il y avait un bras entier dans le vagin ; la main, en la retirant un peu pour nous orienter, et les recherches auxquelles nous nous livrâmes, nous firent constater la présentation et la position énoncées plus haut. Il est bien certain que si nous avions été appelé près de cette dame avant que des tentatives eussent été faites, nous n'aurions pas hésité un instant à pratiquer la version podalique ; mais le temps qui s'était écoulé depuis la rupture de la poche des eaux, l'état de la malade nous commandaient de terminer l'accouchement au plus vite, en produisant le moins de traumatisme possible : et il y en avait déjà beaucoup ; le forceps avait pu être appliqué, cela nous étonnait ; nous n'en comprenions pas la possibilité. Nous eûmes cependant recours à cet instrument, parce qu'on fait ordinairement avec lui un accouchement d'une manière plus rapide qu'en pratiquant la version ; le bassin était du reste bien conformé. Nous choisîmes un grand forceps qui fut placé sans difficulté pour les raisons données plus haut.

Le forceps avait pris solidement la tête ; nous employâmes la force mécanique de la machine de M. Joulin ; mais malgré une force de 35 kilog. continuée sans interruption pendant deux minutes, la tête ne fit aucun mouvement. Dans la crainte d'augmenter le traumatisme, nous renonçâmes au forceps ; la femme d'ailleurs était très-fatiguée.

En raison des lésions que l'enfant avait dû éprouver pendant toutes ces manœuvres, nous pensions qu'il lui restait peu de chances de vie ; nous conseillâmes à la famille de le sacrifier, pour que tout fût plus vite fait, et avec le moins de douleur possible pour la mère. Si nous avions eu à ce moment un forceps-scie à notre disposition, nous aurions fait de suite la céphalotomie. Nous avions bien un céphalotribe dans notre trousse, mais nous avons renoncé à en faire usage. C'est au milieu de ces tribulations que nous pensâmes au levier : celui que nous avions à notre portée était un levier français et, malgré les notions fort imparfaites que nous avions sur cet instrument, il fut heureusement placé et l'accouchement fut fait en un temps très-court.

L'observation qui précède est remarquable sous plus d'un rapport ; malgré les préceptes de l'obstétricie qui indique les manœuvres à exécuter dans les présentations de l'épaule, on applique un forceps et, grâce au hasard, la première branche introduite va se placer d'une manière tout à fait convenable et accomplit une fonction dont certes on ne l'avait pas chargée ; nous-même avons été longtemps à comprendre comment il avait pu réussir dans ces conditions ; ce n'est que depuis la version faite avec le levier et qui fait l'objet de la seconde observation que nous en avons eu une idée nette (1).

OBSERVATION II.

La seconde fois nous avions un plan arrêté ; nous voulions faire la version céphalique avec le levier seulement et nous réussîmes complétement. Voici l'analyse de l'observation :

Le 5 juillet 1869, nous fûmes mandé par une sage-femme auprès d'une jardinière, primipare, rue de Creteil, n° 24, à Maisons-Alfort ; les douleurs avaient commencé à deux heures du matin ; à dix heures la sage-femme constata la rupture de la poche des eaux et la présence d'une main dans l'excavation ; la tête de l'enfant reposait entièrement dans la fosse iliaque droite. Nous vîmes cette femme pour la première fois à six heures du soir ; la tête était exactement dans la même position que le matin ; de plus, nous constations un rétrécissement du bassin dont le diamètre sacro-pubien n'avait que 8 centimètres à peu près.

L'enfant présentait le plan latéral gauche, en position céphalo-iliaque droite, dos en avant, sans déflexion du bras. A l'exemple des anciens accoucheurs, nous laissâmes les choses en l'état, évitant surtout la sortie du bras qui aurait pu devenir un obstacle pour la version.

(1) *Archives générales de médecine*, numéro de juillet 1868.

Le levier français fut placé, de la manière accoutumée, entre la tête et la fosse iliaque droite. Lorsqu'il fut placé, le manche correspondait à la tubérosité de l'ischion du côté gauche ; le manche, tenu par la main droite, fut rapproché de la ligne médiane, puis porté vers l'ischion droit qui lui servit de point d'appui, selon qu'il est indiqué dans les manœuvres du levier ; en même temps la main gauche, appuyée à plat sur le ventre de la femme, repoussait la tête en bas.

La position était devenue occipito-pubienne au-dessus du détroit supérieur. La spatule de Gand fut alors appliquée et manœuvrée selon les règles prescrites.

Pendant que nous faisions usage du levier, les contractions utérines étaient si violentes que nous espérions toujours réussir ; à neuf heures du soir, nous reconnûmes l'inutilité de nos efforts. Nous avouons que nous n'avons pas pensé à tenter de réduire la position directe en une position transversale, qui eût permis peut-être à la tête de passer. Pour l'acquit de notre conscience, nous fîmes une application de forceps qui ne réussit pas plus que le levier, nous savions cela d'avance. Enfin, voyant que nous ne pouvions terminer l'accouchement qu'en sacrifiant l'enfant, nous priâmes notre confrère et ami, M. Monfray, de Creteil, de venir nous assister. Le forceps fut de nouveau appliqué sans le moindre résultat.

Le sacrifice de l'enfant fut décidé, le forceps-scie de Van Huevel fut l'instrument choisi ; il réussit comme toujours à terminer l'accouchement.

Les suites de couches, quant au traumatisme, furent des plus heureuses, mais il survint des accidents puerpéraux, tels que manie, *phlegmatia alba dolens,* qui compliquent les accouchements les plus heureux, et la femme fut deux mois à se remettre.

Dans ce cas, nous avons fait sciemment et volontairement usage du levier, qui a complètement répondu à ce que nous attendions de lui (1).

RAPPORT SUR LE TRAVAIL QUI PRÉCÈDE

Commission : MM. FRAEYS,
R. BODDAERT.
DENEFFE, *rapporteur*.

Messieurs,

J'ai à vous entretenir du levier. N'attendez pas de moi que je renouvelle les discussions qui se sont autrefois déroulées dans cette enceinte et que je refasse devant vous le parallèle des services rendus à l'humanité par le levier et le forceps. Quand des hommes de la valeur de Boddaert, de Fraeys, de Coppée, quand tant d'accoucheurs éminents que je vois autour de moi ont proclamé les avantages du levier, il n'est plus nécessaire de rouvrir un débat dans lequel je n'aurais du reste que peu d'arguments nouveaux à apporter. Élève de l'École de Gand, instruit par vos travaux, j'ai toujours cru à la supériorité du levier sur le forceps et, quand un malheur frappant notre Faculté de médecine me força de monter dans la chaire d'accouchements, je n'ai cessé d'y défendre les principes que vous avez consacrés.

En vain l'École française, s'élevant contre les Écoles anglaise, hollandaise et flamande, a voulu assurer la prédominance du forceps sur le levier. L'heure de la vérité semble arrivée, et des médecins français, secouant enfin l'autorité de Baudelocque en appelant à leur expérience personnelle, viennent se ranger à côté

(1) La seconde observation est tirée de la *Gazette des hôpitaux*, numéro du 30 septembre 1869.

des défenseurs les plus convaincus de l'instrument de Roonhuizen. Un jour viendra, je n'en saurais douter, où cet instrument d'obstétrique, en faveur duquel vous avez tant combattu, prendra dans la pratique la place d'élite qui lui appartient à tous égards. Ce sera l'éternel honneur de la Société de médecine de Gand d'avoir, par des travaux remarquables, par des discussions ardentes, renversé les préjugés que l'École française s'était efforcé d'accumuler contre le levier.

Déjà les médecins italiens se rangent à nos côtés, et ce n'est pas sans un sentiment de satisfaction profonde que je vois un accoucheur français des plus distingués, M. le docteur Marchant, de Charenton, prêter à la cause du levier l'appui de son talent et de son expérience consommée.

Le travail qu'il nous adresse est dédié à la mémoire d'un homme dont le souvenir nous est cher, feu le docteur Boddaert. M. Marchant a cédé à une noble pensée, en inscrivant en tête de son œuvre un nom désormais associé à la fortune du levier, un nom qui nous rappelle des luttes et des travaux mémorables. Depuis plusieurs années déjà, M. le docteur Marchant se sert de cet instrument, et les faits qu'il a publiés nous permettent de dire que sa pratique a été aussi heureuse qu'habile.

Notre savant confrère a fait l'application du levier dans un cas où personne de nous, je le pense, n'avait encore songé à s'en servir.

M. Marchant fut un jour témoin d'un changement de présentation du fœtus dans des circonstances bien singulières. L'enfant se présentait par l'épaule droite, position céphalo-iliaque gauche, dos en avant. L'accoucheur, nous ne savons sous l'influence de quelle idée, voulut faire une application de forceps. Il introduisit la branche gauche, puis essaya d'introduire la branche droite. Mais tandis qu'il s'efforçait de faire pénétrer cette dernière, l'aide retirait fortement en dehors et à gauche la branche à pivot, et par conséquent, refoulait et faisait descendre la tête du fœtus vers le centre du bassin. Quelques heures s'écoulèrent dans ces manœuvres imprudentes, et quand M. Marchant survint, la tête était au centre du détroit supérieur, la version céphalique était accomplie. Frappé de ce changement de présentation dû au hasard, M. Marchant chercha à s'en rendre compte et, comprenant que la branche gauche du forceps avait agi comme un levier, il se promit bien à la première occasion de faire volontairement ce que son confrère avait réussi à produire d'une manière fort inconsciente. La version céphalique par le levier était arrêtée dans l'esprit de M. Marchant. Le 5 juillet 1869, une occasion lui fut offerte de mettre en pratique l'idée qu'il avait conçue de faire la version céphalique à l'aide de cet instrument. La femme, primipare, présentait un diamètre sacro-pubien de 8 centimètres à peu près. L'enfant se présentait par le plan latéral gauche, position céphalo-iliaque droite, dos en avant. La poche était rompue depuis sept heures déjà. Notre honorable confrère appliqua le levier entre la tête et la fosse iliaque droite ; le manche correspondait à la tubérosité de l'ischion gauche. La main droite le rapprocha doucement de la ligne médiane, puis le porta vers l'ischion droit, tandis que la main gauche, appliquée sur le ventre de la femme, refoulait la tête en bas. Bientôt la position de la tête devint occipito-pubienne, la version céphalique était accomplie.

Ces deux observations nous ont paru dignes de fixer votre attention.

Peut-on substituer le levier à la main, dans la pratique de la version céphalique? Telle est la question posée par notre savant confrère. Les deux faits qu'il soumet à notre appréciation viennent appuyer l'idée dont il se fait le promoteur.

Tout en reconnaissant que deux faits sont insuffisants pour étayer un principe scientifique, votre Commission a pensé que le travail de M. Marchant méritait l'honneur d'une discussion sérieuse. Elle croit pouvoir vous proposer l'insertion dans notre Bulletin du mémoire du médecin français et l'inscription de son nom sur la liste des membres correspondants de notre Cercle. (Tiré des *Annales et Bulletin de la Société de médecine de Gand.*)

TABLE

DU LEVIER DANS LES ACCOUCHEMENTS.

AVANT-PROPOS 1

CHAPITRE PREMIER.

Notions préliminaires 1

CHAPITRE II.

Aperçu sur l'histoire de l'introduction en France du levier 3

CHAPITRE III.

Le forceps et le levier; considérations générales 17

Diverses espèces de levier. 20

CHAPITRE IV.

Application du levier 35

CHAPITRE V.

Usage particulier du levier dans les diverses présentations et positions de l'extrémité céphalique 39

Positions occipito-antérieures directes et obliques. 39

Positions obliques. 42

Positions transversales 50

Positions occipito-sacrées directes et obliques. . 58
Positions inclinées. 65
Présentations de la face. 68
De l'emploi du levier après la sortie du tronc. . 80
De l'emploi du levier dans la craniotomie. . . . 87
Conclusion. 87

DE LA VERSION CÉPHALIQUE FAITE A L'AIDE DU LEVIER.

AVANT-PROPOS 91
De la version céphalique faite à l'aide du levier. 93
Rapport sur le travail qui précède 106

PARIS. — IMP. VICTOR GOUPY, RUE GARANCIÈRE, 5.

www.ingramcontent.com/pod-product-compliance
Ingram Content Group UK Ltd.
Pitfield, Milton Keynes, MK11 3LW, UK
UKHW021937200726
13855UKWH00007B/885

9 782013 038652